4つのStep
で考える
てんかんの
精神症状

苦手な人も
これで安心!

兼本浩祐

中部 PNES リサーチセンター所長/
愛知医科大学精神科学講座前教授/
すずかけクリニック

医学書院

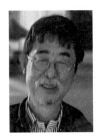

著者紹介

【兼本浩祐（かねもと・こうすけ）】中部 PNES リサーチセンター所長／愛知医科大学精神科学講座前教授／すずかけクリニック
1983 年京都大学医学部医学科卒業。ベルリン自由大学神経科，国立療養所宇多野病院精神神経科などを経て，2001 年より愛知医科大学精神科学講座教授。2012 年からは愛知医科大学病院こころのケアセンター部長を，2016 年からはてんかんセンター部長を兼務。2022 年愛知医科大学退職。2002～2022 年日本てんかん学会理事，2022 年～現在 日本精神病理学会理事長。2013～2017 年国際てんかん連盟精神科部門委員長。
著書に『《神経心理学コレクション》こころはどこまで脳なのだろうか』（医学書院），『精神科医はそのときどう考えるか――ケースからひもとく診療のプロセス』（同），『《こころの科学叢書》てんかんと意識の臨床』（日本評論社），『脳を通って私が生まれるとき』（同），『普通という異常』（講談社現代新書）など多数。

本書は，2023 年 7 月に Kindle Direct Publishing で自己出版された"Coping with PSYCHIATRIC ISSUES in Patients with Epilepsy" by Kousuke Kanemoto（ISBN 979-8-854238076）を著者自ら和訳した日本語版です。

苦手な人もこれで安心！
4 つの Step で考える てんかんの精神症状

発　　行　2025 年 5 月 1 日　第 1 版第 1 刷

著　　者　兼本浩祐

発行者　株式会社　医学書院
　　　　　代表取締役　金原　俊
　　　　　〒113-8719　東京都文京区本郷 1-28-23
　　　　　電話　03-3817-5600（社内案内）

印刷・製本　日本ハイコム

本書の複製権・翻訳権・上映権・譲渡権・貸与権・公衆送信権（送信可能化権を含む）は株式会社医学書院が保有します。

ISBN978-4-260-06176-6

本書を無断で複製する行為（複写，スキャン，デジタルデータ化など）は，「私的使用のための複製」など著作権法上の限られた例外を除き禁じられています．大学，病院，診療所，企業などにおいて，業務上使用する目的（診療，研究活動を含む）で上記の行為を行うことは，その使用範囲が内部的であっても，私的使用には該当せず，違法です．また私的使用に該当する場合であっても，代行業者等の第三者に依頼して上記の行為を行うことは違法となります．

|JCOPY| 〈出版者著作権管理機構　委託出版物〉
本書の無断複製は著作権法上での例外を除き禁じられています．複製される場合は，そのつど事前に，出版者著作権管理機構（電話 03-5244-5088，FAX 03-5244-5089，info@jcopy.or.jp）の許諾を得てください．

日 本 語 版 序 文

　本書は，筆者が国際てんかん連盟の精神科部門の委員長であった間に，インド，イラン，中国，ブラジルなどでてんかんの精神症状に詳しくない脳神経内科の先生を主要な対象として講演をした内容を中心に，英語で教科書として編纂したものの翻訳になります。医学書院の小藤崇広さんに励ましていただき，日本語訳を出版することになりました。

　てんかんのケアに携わっているが，てんかんに伴う精神科的問題の対応に困っている脳神経内科・脳神経外科の先生方，てんかんに伴う精神科的なケアを頼まれているが，てんかんのことが分からなくて困っている精神科の先生方や心理職の先生，精神科的なケアにもてんかんにも詳しくないが，てんかんに伴う精神科的な問題に関わらざるを得ない看護師さんや介護士さんに役に立つかもしれません。ほぼ英文をそのまま翻訳していますが，用語などが古くなっているものをやむを得ない場合に訂正し，日本語版のために若干の文献や図表などを補ってあります。英語表現がもとになっているので，日本語に訳すと大げさな感じや不自然な表現がどうしても残ってしまいました。どうかご容赦ください。

2025年3月

兼本浩祐

推 薦 の 言 葉

　本書を読むことができ大変嬉しく思います。本書は，てんかん患者の評価とケアにおいてこれまで軽視されてきた側面の1つ，すなわち精神医学的併存疾患について，幅広い読者に紹介するものです。

　欧米諸国では長年，てんかんは「発作」や脳波異常と関係する神経学的な問題であると考えられてきました。てんかんへの対応は，てんかんそのものの多くはコントロールできるものの，認知や感情の変化につながるさまざまな副作用を伴う薬剤で行われてきました。てんかんには行動上の，あるいは心理的な併存症があるという指摘は長い間多くの人に認知されず，議論すらされてきませんでした。しかし，てんかんは発作だけに還元できるものではなく，多くの患者の臨床的ニーズは，てんかん発作だけに限定されたアプローチではカバーしきれないほど広範です。そのことをより深く理解するための道を切り開いた臨床医が日本には数多くいました。日本のてんかん専門医は，てんかん発作以外の徴候や症状に関連する脳波の変化の意味合いに加え，てんかんに関連する精神神経的，社会的影響に対する治療法についても，早い時期から理解し研究していました。本書で著者は，精神医学的な問題に立ち向かうという重要な課題に簡潔にアプローチする方法を示し，加えて，臨床上大きな問題となりうるパーソナリティ変化の問題や，心因性非てんかん発作（PNES）を含む行動の評価の基本的なガイダンスを行っています。てんかんと精神病に関する日本の研究は，満田久敏（1950年）にさかのぼることができ，大沼悌一（1995年）とそのグループをはじめ，多くの研究者がそこに名前を連ねています。

　本書で提示されているモデル症例は，こうした伝統に沿った著者の長年の経験の貴重な反映であると思われます。

2023年6月

Michael Trimble

まえがき

脳神経内科，脳神経外科の先生方へ

　自分の受け持ちのてんかんのある方に，何か精神的な問題があるのではないかと思ったとき，次の一手はどうされるでしょうか。総合病院の脳神経内科や脳神経外科の先生であれば，とりあえずは「精神科医にコンサルトして，できるだけ早く適切な向精神薬を処方してもらおう」ということになるでしょうか。てんかんが時にもたらす深刻な精神医学的影響に対して，比較的安全に処方できる向精神薬も今や少なくないこと，てんかんにおける精神科的問題は介入によって多くの場合，改善可能であることを考えると，もちろんそれは正しい次の一手です。しかし，向精神薬を処方する前に，あるいは自分の受け持ち患者を精神科医の同僚に紹介する前に，一度立ち止まって，自分が何に取り組もうとしているかを考えていただくと紹介元と紹介先のお互いの手間を大きく省ける場合があります。反射的・自動的に精神科医に紹介してしまうと，ポテンヒットを取り落としてしまうように的外れの治療をお互いがしてしまい，実際には手の届くところにある有効な手立てを講じられずに終わってしまうことになりかねません。もう1つ考えられるシナリオは，すぐに相談できる精神科医が近場にいないという状況です。確かに参考になりそうな治療指針は，インターネットなどでもすぐに手に入るようになってはいますが，それでも精神科的なトレーニングを受けていない場合，どう介入すればよいか分からず困ってしまうということもあるのではないかと思います。しかし，本書で説明するいくつかの基本的なポイントを押さえておいてもらえば，てんかんをよく知る脳神経内科医のほうがてんかん治療の経験のない一般の精神科医よりもはるかにうまく多くの精神的な問題に対処できる可能性があります。図1は，てんかん患者における精神医学的問題に対処するためのフローチャートですが，精神科医の助言を基本的に必要とするのは「＊」のついた処置だけです。

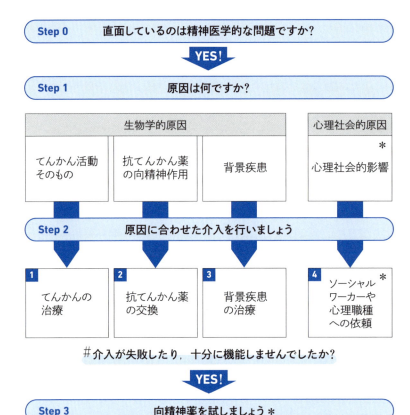

図1 てんかん患者の精神医学的問題に遭遇した場合の治療介入のフローチャート
*精神科医や心理職など，精神医学の専門家による助言が必要な場合もある．
#Step 3のアプローチは，目の前の差し迫った状況に対するレスキュー手順として，Step 2と同時に暫定的に試みる必要があることが多い．

精神科，心理職の先生方へ

　てんかんを持つ方の手助けをしなくてはならないのが，精神科医や心理職の先生の場合はちょうど話は逆になります．精神的な問題での手助けが必要だという理由でてんかんのある方が紹介されて来たとします．もちろん，神経学的な問題ではなく，精神的な問題への介入を期待されてコンサルトされたわけですから，粛々と自分の任務をこなせばそれでよいとは言えます．確かに，てんかんが発症したために生

じたスティグマや心理社会的な問題による困難や苦痛を理解し，手当するには，精神科的，あるいは臨床心理的なアプローチが必要です。しかし，紹介された症例の中には，実際には神経学的な文脈でその精神症状を理解するほうが，はるかに有効な介入ができる場合があります。精神医学や心理学の専門家として，あなたは目の前の患者の「苦悩」の質を感じ取ることに脳神経内科の先生よりも長けているはずですから，何かがいつも自分が取り扱っている「苦悩」の質とは違うと感じて，脳神経内科医の同僚にもう一度チェックしてもらいたいと感じることもあるかもしれません。脳神経内科の先生は，もちろん喜んで再チェックしてくれるはずです。とはいえ，場合によっては，神経学の基礎知識があなたには足りないから，神経質になりすぎているだけだと逆紹介された同僚は感じてしまうかもしれません。本書を読めば，自分の違和感をより説得力のある医学的な用語に落とし込んで表現できるようになります。てんかんの精神症状に関する知識が役立つもう1つ別の可能性は，精神科医の場合，脳神経内科を受診する前に，てんかんによって引き起こされる生理的変化によって精神症状が生じている患者に出会う場合です。そうした場合には，可及的速やかに脳神経内科医に紹介するか，自分で抗てんかん薬治療を開始しなければなりません。いくらカウンセリングしてみても，向精神薬を処方してみても，目の前の精神医学的な問題は解決しません。

　本書では，てんかんで生ずる精神医学的問題が網羅的にすべて取り扱われているわけではありません。その代わり，てんかんを持つ人における精神的な問題に関連して頻度が比較的高く，それだと認知し介入することで目に見えて症状を改善できる可能性のある項目に絞っててんかんの精神科的問題をまとめてあります。本書の内容は，介入によって改善可能であるか，あるいは予防可能なてんかんに生ずる精神症状に焦点を当てています。もちろん，読者がてんかんに関連する精神医学的問題に学術的にも興味を持ち，この本を読み終えた後にもっと深く学びたいと思ってもらえるとしたら，それは望外の喜びです。そうなれば，魅力的な新しい分野に学術的な興味を持つ最初の一歩と

まえがき　　vii

なるかもしれません。Michael Trimble がその総説[297]で，「神経精神医学」は拡大し続ける新しい学問であり，人文科学関連の問題の隅々にまで深く組み込まれつつあると紹介しています。さらに，深く学びたい方は，以下の本にこのトピックに関するより専門的な議論が掲載されています。

- Trimble MR. The Psychoses of Epilepsy. Raven Press, 1991
- Trimble MR, Schmitz B(eds). The Neuropsychiatry of Epilepsy. Cambridge University Press, 2002
- Kanner A, Schachter SC(eds). Psychiatric Controversies in Epilepsy. Academic Press, 2008
- Mula M(eds). Neuropsychiatric Symptoms of Epilepsy. Springer, 2016
- Mula M(eds). The Co-morbidities of Epilepsy. Academic Press, 2019

　最後に，実際の処方は，各国の医薬品の規制規則に基づいて行われる必要があります。提示された症例は，モデルケースとして考案された，いくつかの実際の症例を組み合わせた架空の症例と，すでに発表された症例を簡略化して再録したものからなっており，そこで提示されている投与量や選択された薬剤は，そのまま適用することはできません。実際の症例に適用する場合には，個別に適切な修正をお願いします。また本書では，強直間代発作は，全般性のものも，両側に進展する焦点性（focal to bilateral）という接頭辞が最近の分類ではついているものもいずれも強直間代発作としています。また，心因性かてんかん性かが分からないものも含めて取り扱う場合には，「けいれん」という用語を敢えて用いています。さらに意識減損発作が焦点性か全般性かが分からない状態で診療が始まったという設定の場合には，単に意識減損発作と表現してある箇所もあります。

本書の取り扱い説明

図1のフローチャートに戻ってください [☞vi頁]。

本書は **Step 0** から **Step 3** の4つのStepで構成されています。

Step 0 は，介入可能な精神科的問題があることに気づくためにはどうすればよいかという介入の前段階について解説してあります。

Step 1 は，もし介入可能な精神科的問題があると判断された場合，それを引き起こす原因を4つに大別し，それぞれの原因が大枠でどのようなコンテクストのもとで起こるのかが提示してあります。

Step 2 は，4つの原因のそれぞれについて具体的にどのようなものがあるのかを解説し，事例を挙げて介入方法が提示してあります。いずれのシナリオにおいても，重要なのはこの段階では向精神薬の処方以外の治療的介入が優先されることです。**Step 2** 的な治療的介入がうまくいかない場合に **Step 3** の向精神薬の処方を行うのが原則ですが，緊急性によっては **Step 2** のプロセスが決着しないうちに，**Step 3** の向精神薬の処方を行わざるを得ない場合も少なからずあります。しかし，それはあくまでも **Step 2** のプロセスが決着するまでの応急処置だと考えておく必要があります。

Step 3 では，向精神薬の使い方や使用上の注意を提示してありますが，てんかんに伴う精神症状の治療に関しては，**Step 3** は時に非常に有用なことはあるもののあくまで補助的な手段であることを常に念頭に置いておく必要があります。

目次

Step 0

行動変化に気づこう—001

1 攻撃性−イライラ感の正しい捉え方—004

2 うつ状態に気づかず，放置しないために—006

3 精神病に気づかず，放置しないために—010

4 ビデオ脳波モニタリングを行う前に PNES を疑う手がかり—014

5 パーソナリティの変化の正しい捉え方—018

Step 1

4つの潜在的原因を常に意識しよう—021

1 てんかん活動そのものによる精神的問題（I型）—023

2 抗てんかん薬の向精神作用による精神的問題（II型）—023

3 基礎疾患が引き起こす精神的問題（III型）—024

4 心理社会的変化に起因する精神的問題（IV型）—024

Step 2

4つの潜在的原因と
3つの状況を理解しよう—027

1 てんかん活動そのものによる精神的問題—028

  A 精神性前兆に関連する精神症状—028

  B 発作後精神病—038

  C 棘徐波昏迷—045

2 抗てんかん薬の向精神作用による精神的問題……059

A イライラ感, 攻撃性, かんしゃく……059

B 抑うつ状態……065

C 精神病……072

3 基礎疾患が精神的問題を引き起こしている場合……079

A 自己免疫性脳炎──抗 NMDA 受容体脳炎……079

B 自己免疫性脳炎──抗 LGI1 脳炎……082

C 自己免疫性脳炎──抗 GAD 脳炎……084

D 膠芽腫……087

E 抗リン脂質抗体症候群……089

4 精神的問題が心理社会的変化に起因する場合……092

A 不当な扱いによるスティグマ……092

B 予期によるスティグマ……093

C 予期によるスティグマと関連する過剰診療……097

D 児童から成人へのケアの移行……099

5 てんかん患者と知的障害……104

A 抗精神病薬……105

B ベンゾジアゼピン系薬剤に関連した脱抑制……110

C ベンゾジアゼピン系薬剤による QOL の低下……113

D ペランパネルによる脱抑制……115

E ダウン症候群に伴う晩期発症ミオクロニーてんかん……116

6 てんかんの外科治療後……119

A 新規に発症するうつ病……119

B 手術前に精神病エピソードがある場合……122

C 遺伝的要因が優勢な可能性がある術後精神病……124

D 新規に発症する PNES……127

7 心因性非てんかん発作（PNES）の診断……129

    A けいれん性 PNES……129

    B けいれんを伴わない転倒発作……136

    C けいれんも転倒発作も伴わない意識障害……140

8 心因性非てんかん発作（PNES）の治療……144

    A 知的障害もてんかんも伴わない PNES（A タイプ）……146

    B 知的障害のある PNES（B タイプ）……148

    C てんかんを伴う PNES（C タイプ）……151

Step 3

向精神薬を試してみよう……155

1 抗精神病薬……156

2 抗うつ薬……163

3 その他の向精神薬……169

文献一覧……171

索引……187

▼Case

1 群発性恐怖発作……029

2 群発性恐怖発作（カプグラ症候群）……031

3 思考の集簇……035

4 早送り現象……036

5 精神性前兆への反応としての逸脱行為……038

6 意識清明期を伴う発作後精神病……039

7 亜急性発作後攻撃性……041

8 精神性前兆と発作後精神病の混在状態……042

9 発作後抑うつ……044

10 薬剤誘発性の棘徐波昏迷……048

11 薬物離脱による棘徐波昏迷……051

12 アルコール依存症におけるてんかん発作を伴う亜急性脳症（SESA）
……056

13 「過呼吸発作」を装った棘徐波昏迷への二次的な反応……057

14 レベチラセタム誘発性易刺激性（病感がある場合）……059

15 レベチラセタム誘発性易刺激性（病感がない場合）……061

16 レベチラセタム誘発性かんしゃく……062

17 ペランパネルによる攻撃性……064

18 大うつ病様うつ状態……066

19 大うつ病様うつ状態（自殺の既遂）……067

20 ディスチミア様障害……068

21 パーソナリティ障害の様相を呈するディスチミア様障害……070

22 交代性精神病……072
（つづき）術前に精神病エピソードがあり，術後にも精神病が出現……122

23 急性一過性発作間欠期精神病……074

24 薬の切り替えによる発作後精神病……077

25 自己免疫性脳炎──抗NMDA受容体脳炎……079

26 自己免疫性脳炎──抗LGI1脳炎……082

27 自己免疫性脳炎──抗GAD脳炎……084

28 膠芽腫……087

29 抗リン脂質抗体症候群……089

30 不当な扱いによるスティグマから生じた社会的孤立……092

31 予期によるスティグマから生じた社交恐怖症……094

32 予期によるスティグマから生じた心理的退避……095

33 予期によるスティグマに気づけず，悪循環に陥った過剰診療……097

34 児童から成人へのケアの移行期に生じた問題……100

- 35 自閉スペクトラム症を伴う，知的障害のあるてんかん患者への抗精神病薬投与……106
- 36 精神病症状を伴う，知的障害のあるてんかん患者への抗精神病薬投与……108
- 37 ベンゾジアゼピン系薬剤による脱抑制を生じた知的障害のあるてんかん患者……110
- 38 ベンゾジアゼピン系薬剤による脱抑制を生じた平均的な知的水準の薬剤師（参考症例）……112
- 39 ベンゾジアゼピン系薬剤によりQOLが低下したレノックス・ガストー症候群……113
- 40 ペランパネルにより脱抑制を生じた知的障害のあるてんかん患者……115
- 41 ベンゾジアゼピン系薬剤によりQOLが低下したダウン症候群……117
- 42 てんかん外科治療後，新規に発症したうつ病……119
- 43 遺伝的要因を背景とした術前発作間欠期精神病の悪化……124
- 44 てんかん手術後に新規発症したPNES……127
- 45 立位で両側性の腕の震えを示したPNES……131
- 46 立位で片側性の腕の震えを示したPNES……133
- 47 転倒後に長時間の麻痺を示したPNES……137
- 48 転倒後に長時間の意識障害を示したPNES……138
- 49 健忘を伴う退行が一過性に出現したPNES……142
- 50 知的障害もてんかんも伴わないPNES……146
- 51 知的障害のあるPNES……148
- 52 てんかんを伴うPNES……151

読者アンケートのお願い

本書へのご意見・ご感想をお寄せいただければ幸いです。右記二次元バーコードもしくは下記URLからご回答いただけます。アンケート回答者の中から抽選で「図書カード」を進呈いたします。なお，当選の発表は賞品の発送をもってかえさせていただきます。

https://forms.office.com/r/JGCSRkigxq

ブックデザイン：加藤愛子（オフィスキントン）

Step 0

行動変化に
気づこう

自発的に気持ちのしんどさを申し出てくれる場合や，職場や学校，家庭で問題が起こり，患者の周りの人たちが助けを求めて来院するような場合には，自分の受け持ち患者が精神的に不調なことは当然すぐ分かります。しかし，本人に自覚がない場合や，精神的な苦痛はてんかんの治療とは関係ないと考えて黙っている場合，微妙な雰囲気の変化に気づいたり，直接家族に最近の行動の変化を聞いたりしない限り，本人や家族に深甚なダメージをもたらしかねない精神的な問題の存在を見落としてしまう可能性があります。

　「微妙な雰囲気」と言われてしまうと，精神科経験のない先生にはもうそれだけでこれ以上この本を読む気がなくなってしまうでしょうし，「微妙な雰囲気」ではあまりにも漠然としていて取り付く島がないと思われるのは当然だと思います。しかし，てんかんを持つ方に，精神的な問題の発生をあらかじめ想定しておかなければならないいくつかのステレオタイプな臨床シナリオが存在します。そのシナリオを念頭に置いておけば，微妙な雰囲気の変化を察知しなくても，精神的問題を見過ごす可能性は低くなります。

　しかし，そうした定型的なシナリオを示す前に，まずは見逃されやすい精神症状に気づくためのちょっとしたこつをいくつか提供しておきたいと思います。

　てんかんと関連する精神症状は多岐にわたりますが，てんかんを持つ人において頻度が高いかインパクトが大きい「攻撃性‒イライラ感」，「抑うつ‒不安」，「精神病」の3つを取り上げることにします[51, 154]。

　さらに，**心因性非てんかん発作** [▸1]（psychogenic nonepileptic seizure：PNES）の診断手順，特にビデオ脳波モニタリングをする前に PNES を除外診断の候補にリストアップすることを促す徴候も取り上げておきます。心理職の方々にとっても，てんかん診療において PNES を

▸1　**心因性非てんかん発作**：PNES はかつては偽発作（pseudo-seizure），ヒステリー発作などと呼ばれたこともあるが，誤った連想を引き起こすという理由で現在は使用されない。てんかんに似た症状を呈しながら器質性ではない病態の総称として現在では使用される用語である。

疑うための基本的な知識を共有することは，精神療法を依頼してくる医師と共同作業をするために役に立ちます。

最後に，パーソナリティに関する論争を取り上げます。てんかんのある方に特有の一貫した行動パターンが生ずることがあるのか，あるとすればそれは一過性の「状態」なのかパーソナリティと言えるような「特性」なのかについての長年の論争にはまだ決着がついていませんが[213]，微妙な行動パターンの変化は，医学的な問題としては見逃されやすく，場合によっては介入により改善できるポテンシャルがあるにもかかわらず，家庭や職場での生活に大きな支障となっている場合があります。

攻撃性-イライラ感の正しい捉え方

　攻撃性やイライラ感は，医療者にも家族にも気づかれやすい精神症状です［Case 13，15，16，19，20，35☞57，61，62，67，68，106頁］。家庭や職場，あるいは医療場面でもそれによってトラブルが起こるので，問題があることは否応なしに分かるからです。ですからこの場合，見過ごされてしまう可能性があるのは症状そのものの存在ではなくて，その症状が介入によって改善可能だという点です。この場合，攻撃的な行動は，ADHD［▶2］やもともとの性格のせいだと思われたり，あるいは環境に対する心理的反応に起因すると誤認されたりしてしまい，その結果，これがてんかんあるいは抗てんかん薬と関連する症状だということが見過ごされてしまう結果となります［Case 15，20，35☞61，68，106頁］。

　ただし，例外的に医療者が見過ごしてしまう可能性のある攻撃性の増大もあります。それは**レベチラセタム**［▶3］の投与に関連するイライラ感や攻撃性の一部です［Case 14☞59頁］。レベチラセタムの投与を開始する前に，本人だけでなく，家族や介護者に，投与後に行動変化があればすぐに報告するようあらかじめ促しておくと，診察室以外での攻撃性-イライラ感の発見に有用です[100]。レベチラセタムの精神症状では，場面によって精神症状の出方が異なる場合があり，家庭や

▶2　**ADHD**：注意欠陥多動症（attention deficit hyperactivity disorder：ADHD）は，不注意，多動性，衝動性を特徴とする神経発達症の1つである。説明モデルとしては，実行系と報酬系を強調する二重経路モデルが提案されてきたが，最近では，時間感覚のばらつきやデフォルトモードネットワークの切り替え不全なども主張されている。

▶3　**レベチラセタム**：焦点てんかんおよび全般てんかんに有効な広域スペクトラムの抗てんかん薬。重篤な副作用がなく安全性は高いが，精神医学的有害事象として10～20％に攻撃性-イライラ感の増加がみられる。どのような場合に，精神医学的有害事象が現れやすいのかは前もって予測できない。
・Hansen CC, et al（2018）［PMID：30581496］
・Kawai M, et al（2022）［PMID：34933187］

職場では大変なことになっていても医療場面では行動上の変化が目立たず，攻撃性−イライラ感の増大が担当医に気づかれないままとなる可能性があるからです。

② うつ状態に気づかず、放置しないために

　攻撃性-イライラ感とは異なり、うつ状態は破壊的衝動が他人ではなく当事者に向いているため、見過ごされやすく、当事者からの援助要請がなければ、精神科の専門医でも見過ごしてしまいがちです。しかし、自分から助けを求める行動はてんかんとは関係のないうつ病患者全体においても少ないことが知られています[185]。うつは状況によっては自殺企図や自殺につながることもある一方で［Case 18 ☞ 66頁］、介入によりしばしば治療可能であるため、早期発見、早期治療が強く望まれる病態です。

　しかし、通常の脳神経内科医が外来でうつ病に気づくのは容易ではありません。幸いなことに、てんかん患者におけるうつ病のスクリーニングにはいくつかのきわめて簡易な診断ツールがあります。

　てんかん患者におけるうつ病に用いられる代表的なスクリーニングツールを表1に示してあります[128, 207, 229, 247]。忙しい日々の診療の実情を考えると、当事者による自己記入式のスクリーニングツールが現

表1　成人てんかん患者におけるうつ病スクリーニングツール

名称	評価者	アイテム数	費用	診断	対象
NDDI-E	自己記入式	5	無料	可	てんかん
PHQ-9	自己記入式	9	無料	可	制限なし
HADS-D	自己記入式	14	無料	可	身体疾患のある場合
CES-D	自己記入式	20	無料	可	制限なし
BDI-II	自己記入式	21	著作権料	不可	制限なし
HAM-D	主治医・心理職	17	無料	不可	制限なし

［略語］NDDI-E：Neurological Disorders Depression Inventory for Epilepsy, PHQ-9：Patient Health Questionnaire-9, HADS-D：Hospital Anxiety and Depression Scale, CES-D：Center for Epidemiological Study of Depression, BDI：Beck Depression Inventory, HAM-D：Hamilton Rating Scale for Depression

実的です。そうでない場合，テストのために診療の時間を割かねばならなくなり，そのためのスタッフを増員するなどの必要が出てきてしまいます。また，抑うつ状態の人に時間のかかる評価スケールに記入させることは脱落率を高めるので，簡便であることが重要です。評価尺度には，診断のためのものと重症度を測定するものがあり，スクリーニングには診断テストを選ぶ必要があります。NDDI-E，PHQ-9，HADS-D はこれらの要件をすべて満たしていますが，本書では，てんかん患者における抑うつ状態のスクリーニングに最も広く用いられている自己記入式評価尺度である NDDI-E をスクリーニングツール（表2）の例として挙げました[92]。表3 は，NDDI-E が翻訳・標準化され利用可能な言語におけるカットオフ値です。

表2 NDDI-E スクリーニングツール

以下の質問票は，自分でうつ病の可能性があるかを評価できるように作成されました。
スクリーニングツールの質問にすべて回答すると，点数が出るようになっています。
今日を含めて最近 2 週間のあなたの状態を最もよく表している項目を選択してください。

ちょっとしたことでもがんばらないとできない
☐ 4．いつも又はしばしば　☐ 3．ときどき　☐ 2．まれに　☐ 1．まったくない

やることなすことちゃんとやれない
☐ 4．いつも又はしばしば　☐ 3．ときどき　☐ 2．まれに　☐ 1．まったくない

罪悪感を覚える
☐ 4．いつも又はしばしば　☐ 3．ときどき　☐ 2．まれに　☐ 1．まったくない

いっそ死んだ方がましだと思う
☐ 4．いつも又はしばしば　☐ 3．ときどき　☐ 2．まれに　☐ 1．まったくない

イライラする
☐ 4．いつも又はしばしば　☐ 3．ときどき　☐ 2．まれに　☐ 1．まったくない

楽しいと感じるのが難しい
☐ 4．いつも又はしばしば　☐ 3．ときどき　☐ 2．まれに　☐ 1．まったくない

〔Tadokoro Y, Oshima T, Fukuchi T, et al. Screening for major depressive episodes in Japanese patients with epilepsy：validation and translation of the Japanese version of Neurological Disorders Depression Inventory for Epilepsy（NDDI-E）. Epilepsy Behav 2012：25：18-22 より改変して転載〕

表3　NDDI-E が利用可能な言語と対応するカットオフ値

言語	著者	発表年	カットオフ値
ヒンディー語	Rashid[246]	2019	11
韓国語	Ko[162]	2012	12
中国語*1	Tong[296]	2015	12
デンマーク語	Hansen[101]	2015	13
イタリア語	Mula[206]	2012	14
スペイン語	Di Capua[72]	2012	14
ドイツ語	Metternich[198]	2012	14
セルビア語	Ristić[256]	2016	14
中国語	Guo[98]	2015	14
アラビア語	Alkhamees[8]	2014	15
フランス語	Micoulaud-Franchi[199]	2015	15
トルコ語	Cengiz[49]	2019	15
スペイン語*2	Thomson[295]	2014	15
英語	Gilliam[93]	2006	16
ポルトガル語	Oliveira[229]	2014	16
ギリシャ語	Zis[328]	2013	16
ジョージア語	Silagadze[270]	2019	16
日本語	Tadokoro[283]	2012	17

*1 中国西部，*2 アルゼンチン

　院内の待合室にコピーした NDDI-E シートを置いておき，当事者が自由に自己評価できるようにしておくとよいかもしれません。もしその自己評価がカットオフ値を超えたら，「何らかの」精神的問題がある可能性に対するアラートになります。このツールは感度は高いものの，特異度はそれほどではないことを念頭に置いておく必要があります。つまり，カットオフ値を超えない人はうつ状態ではないとおおよそ考えて差し支えないが，カットオフ値を超える人を自動的にうつ病だと判断すべきではないということです。カットオフ値を超える人には，病的とは言えない気分の変動から精神病に至るまで，さまざま

な状態が含まれているからです。評価スケールの高得点はゴールではなく，診断の出発点として用いるべきものであり，まずは図1［☞ vi頁］の Step 1 に進んで4つの原因のいずれが今問題なのかを考えることを促すものです。すでに本書の取説のところで注意を喚起しましたが，Step 1 および Step 2 をスキップして Step 3 に進んでしまい，安易に抗うつ薬を投与すると，大きな回り道あるいは場合によっては有害な介入を行ってしまう結果になることもあります。

　もしあなたが脳神経内科医で，患者の自殺念慮に気づいたり，患者やその家族から自殺未遂の報告を受けたりしたら，精神科の同僚にコンサルトを試みるのは当然です。しかし，自殺念慮が疑われる当事者の訴えを詳細に聴取せずに精神科医に紹介してしまうのは二重の意味で間違いです。第一に，患者・家族に寄り添い一緒に問題を解決するための手段として精神科へ紹介するのだ，ということを当事者が納得していない場合，単なる厄介払いではないか，あるいは見捨てられてしまったのではないかという疑念を引き起こしてしまうことがあるからです。第二に，より本質的な問題としては，そもそも Step 2 で提示される4つの選択肢のうち3つまでは，てんかんに詳しくない精神科の同僚には対処できず，基本的には脳神経内科的，あるいはてんかん学的な介入が必要な病態だからです。現実的には，精神科の同僚に紹介するのと同時に必ず Step 1 および Step 2 の鑑別を脳神経内科で継続して行う必要がありますから，精神科に紹介したとしても必ず一定期間はてんかんの専門的知識を持つ誰かが併診を行う必要があります。

3 精神病に気づかず，放置しないために

　精神病は，うつ病・うつ状態よりも基本的には目につきやすい症状です。というのも，劇的な行動の変化がしばしば現れるからです。その一方で，特に精神医学のトレーニングを受けていない医療スタッフには，おかしいと思っても精神病だとは気づかれない可能性のある症状でもあります。残念なことに，うつ病とは異なり，初期の精神病あるいは軽症の精神病のスクリーニングツールは確立されていません[255]。これはてんかんがある場合に限ったことではなく，てんかんのない人においてもそうです。したがって，エビデンスに基づくものではありませんが，以下の質問は精神病の初期徴候を見つけるのに役立つことがあります。

Clinical tips 1

「喫茶店に立ち寄ったり，地下鉄で座っているとき，周りの人がいっせいにじろじろ自分を見たり，誰かがひそひそ悪口を言っているように感じることはありませんか」
「部屋にいるときも監視されているような気がして，カーテンを閉めたくなりませんか」

　大部分の人は，喫茶店や地下鉄など公共の場で見知らぬ人が自分のことを知っているとは感じません。その人がよほどの有名人でない限り，周りの人が注目することはあまりないからです。当事者がこの2つの質問のいずれかにそうだと答えた場合，関係念慮とか注察念慮と精神科用語では呼ばれている精神病の初期徴候を示している可能性を考えましょう。精神病を発症しかけている人たちの多くが，いずれかの質問あるいは両方にそうだと答えます。しかし，思春期から青年期にかけて自意識が過剰になる期間には精神病ではないのにこの質問に

対して「はい」と答える偽陽性が増えることが知られており[260]，当然のことですが，それ以外の年齢層においても NDDI-E 以上に感度は高くても特異度は低いタイプの設問になります。したがって，この質問に「はい」と答えても，精神病の始まりだと診断できるわけでは決してないですが，抗精神病薬が有効なタイプの精神病の傾向が発現し始めていないかどうかのスクリーニングとしては利用価値があります。同僚の精神科医にコンサルトをかけるとともに，**Step 1** の 4 つの原因をまずは念頭に置き，さらに図 1 [☞ vi 頁] で示した **Step 2** の 2 番目の選択肢，すなわち，最近抗てんかん薬を変更しなかったか，発作頻度の変化がなかったかのチェックを同時に行っておく必要があります。

これはいわゆる「ランドルト効果」あるいは「交代性精神病」[▶4] の可能性を念頭に置いておくためです [Case 22 ☞ 72 頁]。「ランドルト効果」とは，てんかん発作の消失あるいは劇的な減少とともに精神病が発現することを言いますが，当事者の生活の質も劇的に悪化するので，少なくとも精神症状が起こっていることは，たとえその知識がほとんどなくても家族には気づかれるのが普通です。しかし，この現象は，通常，それまで薬物療法に抵抗していた難治性てんかんにおいて，発作のコントロールに成功した後に現れるため，薬であれ，てんかん手術であれ，会心の一手が精神病につながる有害な刺激になってしまったという事実を受け入れがたく感じる治療者もいます。

▶4 **交代性精神病**：交代性精神病は，発作間欠期精神病 [▶58] [☞ 74 頁] の一型である。この用語はドイツ人の精神科医フベルトゥス・テレンバッハによって提案されたもので，精神病とてんかん発作の間の拮抗関係を指す。交代性精神病は，電気生理学的な概念である強制正常化の臨床面での症状を表す用語である。交代性精神病は通常，数週間～数ヵ月かけて亜急性に発症し，てんかん発作が消失ないしは激減した後に現れ，発作の再来とともに消失する。この場合，てんかん発作の消失ないし激減が特定の抗てんかん薬の導入によってもたらされることが少なからずあるという点では，しばしば薬剤誘発性である。
・Tellenbach H（1965）[PMID：14308489]

Clinical tips 2 ─────

治療が成功したときに起こりうる「ランドルト効果」に注意。
薬物抵抗性てんかんの患者に，ネガティブな向精神作用のある抗
てんかん薬 [表6 ☞ 23頁] を用いて発作が消失したときにはさらに
注意。

　てんかん患者，特に長期にわたる側頭葉てんかん [▶5] 患者におい
ては，焦点意識減損発作 [▶6] や強直間代発作 [Case 6，7，8，23 ☞ 39，
41，42，74頁] の後に起こる発作後精神病も念頭に置いておく必要が
あります。発作後精神病は，ほぼ半世紀ほど前に Logsdail と Toone[182]
や Trimble[298] によって確立された症候群で，この本でものちほど詳し
く触れます。典型例では，攻撃性の亢進や極端なイライラ感 [☞ 4頁]
がそうであるように，それがもたらす行動異常に周りの人が気づかず
にいるということはありえないほどの行動変化が生じます [Case 6，
7 ☞ 39，41頁]。問題は，その行動異常に先行する発作と行動異常を当
事者も家族も報告しない場合があり，医療スタッフもこの2つの事

▶5　側頭葉てんかん：側頭葉てんかんの9割は内側側頭葉，すなわち扁桃体-海馬領域に
　　起始を持つ。扁桃体-海馬領域のてんかん性活動に対応する典型的な発作の起承転結
　　は，①前兆感覚（例：上腹部不快感 [▶47] [☞ 66頁]，既知感 [▶18] [☞ 34頁]，
　　恐怖発作 [▶9] [☞ 28頁]），②自動症（例：口部自動症，言語自動症），③発作後
　　のもうろう状態の3段階からなる。活動性の側頭葉てんかんが長期間続くと，精神
　　疾患のリスクが増加することが知られている。
▶6　焦点意識減損発作：焦点てんかんにおいて発作のどの時点でも意識が障害される場
　　合は，焦点意識減損発作（focal onset impaired awareness seizure：FIAS）と
　　呼ばれる。発作の持続時間は数十秒～数分であることが多い。口部自動症を伴う発
　　作では側頭葉が巻き込まれていることが多い。発作後，数十秒～十数分のもうろう
　　状態を経て，徐々に意識が回復するのが典型的である。もうろう状態における意識
　　障害の深さは発作直後が最大であるのが原則である。2017年までは「複雑焦点発
　　作（または複雑部分発作）」と呼ばれており，20世紀には「精神運動発作」と呼ば
　　れていた病態とほぼ重なり合うが，この3つの名称が指す病態は微妙に食い違う。
　　「精神運動発作」は，前兆感覚（例えば，既知感），口部自動症，発作後もうろう状
　　態など，関連する発作体験の全体を指し，いずれかの体験が部分的にしか起こらな
　　くても精神運動発作と呼びうるのに対して，複雑部分発作では，少なくとも意識障
　　害を呈する時期が発作の経過中に存在する必要がある。これに対して，焦点意識減
　　損発作（FIAS）は要素的にただ意識が減損している部分だけを指す用語であり，時
　　代を経るごとにより要素的な見方が優勢となっていることが分かる。
　　・Fisher RS, et al（2017）[PMID：28276060]

象の関係に注意を払わずに，目下の行動異常が発作後精神病だとは気づかない場合があるということです。その結果，適切な治療的介入を行う時機を逸してしまうことになります。発作後精神病が完成型になってしまうと，自殺未遂や偶然近くにいた人に対する暴力行為など，放置すると深刻な事態が生じかねないのですが，初期の段階で適切な介入ができれば容易にこうした事態を回避できます。発作後精神病の典型例で最も分かりやすい初期症状は気分の異様な高揚です[67, 132, 138, 145, 181, 182]。活動性の側頭葉てんかんに長期間罹患している当事者が，普段は寡黙なのに突然饒舌になったとすれば，過去1週間以内に起こった発作エピソードについて詳細に病歴聴取しなければなりません。また，いかにも心因性であるかのようなみえる訴えもあるため活動性の側頭葉てんかんに長期間罹患している当事者が，普段とは違う情緒の不安定さをみせた場合にも，やはり先行する意識減損発作がないかどうかの確認が必要です［Case 23 ☞ 74 頁］。

Clinical tips 3

長年にわたり側頭葉てんかんを患っている患者が，突然饒舌になるなど，それまでの行動パターンとは際立って異なる行動を取った場合，発作後精神病の除外診断が必要である。

4 ビデオ脳波モニタリングを行う前にPNESを疑う手がかり

　正確な診断のためには，PNESを疑った場合，発作中のビデオと脳波の同時記録を行うことが何よりも重要であることは間違いありません。しかし，PNESが疑われる患者全員にビデオ脳波モニタリングの提案をしても，筆者の施設で実際に「発作」の記録に成功したのはそのうちのわずか1/5でした（図2）[131]。ビデオ脳波モニタリングがで

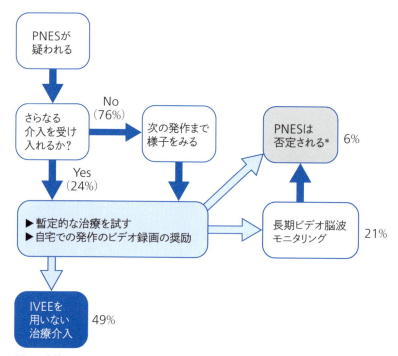

図2　当院におけるPNESに対する治療的介入の手順
* IVEE，自宅でのビデオ録画，経過観察の結果，PNESの可能性の仮診断が誤りであることが証明された場合[131,141]。
IVEE：ictal video-EEG evidence
〔Kanemoto K, Goji H, Tadokoro Y, et al. Psychogenic non-epileptic seizure in patients with intellectual disability with special focus on choice of therapeutic intervention. Seizure 2017；45：2-6〕

きなかった理由としては，発作の頻度が低すぎてビデオ脳波モニタリングをするのが現実的でない，職場や学校を休んでまで検査を受けたくないなどがありました。

表4は，LaFrance の基準[172] に基づく診断レベルの等級づけです。この基準は，目の前の「発作」が非てんかん性であるという明確な脳波学的証拠がなくても，PNES の治療を開始しなければならない場合があることを考えると，非常に臨床的です。PNES の可能性がある患者，すなわち，聴取された病歴や発作間欠期脳波，MRI などの間接的証拠に基づいて PNES が疑われた患者に対しては，とりあえず PNES の可能性も考えて治療的アプローチを開始するしかない場合がままあります。当然のことですが，同時に，「発作」時に動画を撮ってもらうよう当事者にも家族にもお願いし，PNES ではなく，てんかんかもしれない可能性を繰り返し伝えておくことが，この暫定的なアプローチには必須です。診断レベルが表4の D 以外の場合には，神経学的な診断を行う役割の医師と精神科的な治療を行う役割の精神科医ないしは心理職が共働してフォローすることが暫定的にはどうしても必要となります[146]。スマートフォンによる「発作」の動画記録は，レベル A や B の診断を，より確度の高い C に上げることができるので，その有用性は，今や非常に大きくなっています。

PNES は一般に，てんかん発作よりも「重積状態」になりやすいことが知られています[18]。けいれんが治まらず救急搬送された患者の

表4 診断レベル[172]

A：Possible B：Probable*	病歴および発作間欠時脳波・MRI などの間接的所見に基づく
C：Clinically established	専門家による直接観察（動画を含む）
D：documented	ビデオ撮影と脳波検査による発作脳波同時記録

＊看護師・医師などの医療スタッフが立ち会った場合が "probable" であるが，この場合の医療スタッフは，てんかん診断のための特別な訓練を受けていない場合。
〔LaFrance WC Jr, Baker GA, Duncan R, et al. Minimum requirements for the diagnosis of psychogenic nonepileptic seizures : a staged approach : a report from the International League Against Epilepsy Nonepileptic Seizures Task Force. Epilepsia 2013 ; 54 : 2005-2018 より作成〕

1/5〜1/3 が PNES であると言われています[74, 78, 113, 251]。不必要な気管挿管，さらに最悪のケースでは，どうしても治療に反応しないために気管切開が行われる場合もあります。Markus Reuber によるセンセーショナルなタイトルの論文「PNES の誤認は死を招く（Failure to recognize psychogenic non epileptic seizures may cause death）」[251] はフィクションではなくドキュメンタリーであり，絶対に避けなければならない事態であると言えます。

　てんかん発作と PNES との鑑別に有用とされているいくつかの所見を表5 に示しました。評価が定まらない所見は除いてあります。たとえば，PNES 患者では自傷行為のリスクが増加するという説がある一方で[79]，その反対を主張する説もあります[48]。他方で，ある所見が一般的には受け入れられていても，1 つの所見があったからといって PNES を否定しても肯定しても誤診につながる恐れがあることには強く留意すべきです。リストに挙げた所見の 1 つひとつは，あくまでも確率を高める傍証であって，いくつかが重なることで PNES の疑いを補強するものだと考えておく必要があります。たとえば，舌を噛むことや失禁は，PNES よりもてんかん発作時に有意に高い頻度で起こりますが，PNES でも頻度は低いものの出現しないわけではありません[17]。発作中の閉眼は PNES である可能性を高めますが，立っ

表5　PNES を肯定 / 否定する臨床所見

肯定する臨床所見	否定する臨床所見
驚手[269]	指差し[269]
脱力手[269]	拳固[269]
発作時閉眼[21, 54]	手をパーの形にする[269]
頭を左右に振る[21, 33]	吹き出し様呼吸[21, 261]
発作後錯乱の欠如[121]	プロラクチン値の上昇[52]
擬似睡眠に続く発作[27, 291]	舌を噛む（特に舌の側面）[228]
発作性泣き*[21, 30, 48]	失禁[16]
変動性の経過**[21, 236]	
記憶想起***[21, 236]	

*　　過呼吸や恐怖など，その他の感情表現も含む
**　単一病変では説明のつかない発作様エピソードが複数出現することがある。
*** 適切に促せば，無反応期間に提示された情報はうまく想起される。

た姿勢で起こっている PNES では目が開いたままになっていることも稀ではありません［**Step 2-7** ☞ 131 頁］。Gulick ら[97] は，PNES の 1 つひとつの徴候をばらばらに検討すると，その多くはてんかんでもみられるものなのだが，てんかんのようにそれらの徴候が起承転結を持った一続きの流れとして現れることはほとんどない，と正しい指摘をしています。したがって，PNES を疑うには，PNES で頻繁に遭遇する徴候を状況全体として捉えることが有用です。こうしたいくつかの一続きの状況を，当該の節で紹介します［**Step 2-7** ☞ 129 頁］。

5 パーソナリティの変化の正しい捉え方

　障害と言えるほど極端になることはあまりありませんが，2つの特徴的な行動様式が，てんかんに関連して議論されています。1つは，側頭葉てんかんを持つ方の1/10にみられ[259]，てんかんの精神医学的側面に関心を持つ人たちの間ではよく知られた特徴で，**ゲシュヴィント・ガストー症候群** [▶7] という名称で呼ばれることもあります。この特異な行動パターンは，典型的な事例では，細かい文字で大量に発作を記録する（過剰書字），新興宗教の熱心な信者になる（宗教性亢進）などが伴う場合もあります。話し方の迂遠さや，感情を刺激した物事に対する強い粘着性なども目立つ場合があります。診察室では，話を打ち切るのが難しい場合があります。ノーマン・ゲシュヴィント（Norman Geschwind）はこれを神経学的徴候だと考えていました。

　投薬される抗てんかん薬の量や種類，てんかん発作の強さなどの生物学的要因と当事者と治療者の関係がどのようであるかのその場その時のケミストリーによって，こうした行動の特性は大きな問題になる場合もあれば，逆に背景に退いて目立たなくなることもあります。しかし，どのように治療を進めていくか，あるいはどのくらい発作を止めることができる可能性があるかといった現実的な話を胸襟を開いて

▶7　**ゲシュヴィント・ガストー症候群**：側頭葉てんかん患者を中心にみられる行動特性。てんかんに伴う性格変化は19世紀の変質学説に根ざした時代遅れの用語となっていたが，それに代わるものとして，ガストー，ギブス，スタンプスによって提唱された。ワックスマンとゲシュヴィントは，その行動特性として，いったん情動的な反応が惹起されると，きっかけが些細なことであっても過度に長引いてしまうことの他に，粘着性，細部へのこだわり，道徳性への過剰な関心，宗教性，過剰書字などを挙げている。
- Gibbs FA, Stamps FW：Epilepsy Handbook. Thomas, Springfield, 1953
- Gastaut H, Roger J, Lefevre N：Différenciation psychologique des épileptiques en fonction des formes élecrocliniques de leur maladie. Revue Psychologique Appedix 3：237-249, 1953
- Waxman SG, et al（1975）[PMID：1200777]

行うためには，本症候群が背景にある場合，情動的な絆が成立していないと非常に難しいことを念頭に置いておくと余分な回り道をせずに済みます［**Case 20, 21** ☞ 68, 70頁］。情動的な絆を成立させるためには，根気よく入念な説明を何度でも繰り返さなくてはなりませんが，いったん絆ができると，その絆は（平均的な患者と比べても）より頑健で揺らがない傾向があります。一方，本症候群の特性を持つ当事者が，あなたの人間性や専門家としての信頼性をいったん疑ってしまうと，信頼を回復するのは至難の業です。こうなってしまったらタイミングを見計らって主治医の変更を試みることも必要かもしれませんが，それも難しいのが現実です。

　もう１つは，若年ミオクロニーと関連する行動特性です。**若年ミオクロニーてんかん** [♨8] を持つ人は，時に衝動的な行動を取ることがある一方で，友好的で開放的な性格傾向であることが繰り返し指摘されています[85]。常に建前ではなくて，本音で行動してしまう，あるいは本音を隠せない（あるいは隠さない）とも表現できるかもしれません。こうした行動特性の記述は，半世紀前のフーベルトゥス・テレンバッハ（Hubertus Tellenbach）やディーター・ヤンツ（Dieter Janz）にさかのぼります[124]。テレンバッハはその特徴を「万年青年（ein erwachsenes Kind）」と要約しています。極端に感情的になりやすい例外的なケースを除けば，むしろ平均よりも，話をしていて気持ちよく接することができる人が多いのですが，その一方で，一部の人では服薬アドヒアランスが必ずしも良くなく，規則正しく睡眠覚醒のサイクルを保てないことがよく知られています[244]。若年ミオクロニー発作のある人に対して治療を開始する場合は，こうした行動特性を念頭に置いておくと役に立つことがあります。意識減損発作や強直間代発作の総数が一

♨8　**若年ミオクロニーてんかん**：思春期に好発する特発性全般てんかん。両側性のミオクロニー発作が代表的な症状であり，特に覚醒後数時間以内に上肢近位部に強く発現する。強直間代発作もしばしば伴う。脳波では，3〜4 c/s の**全般性多棘徐波** [♨40] 複合 [☞ 60頁] が記録されるのが典型である。他のタイプの特発性全般てんかんと複雑に表現型が混合する遺伝的布置も指摘されている。バルプロ酸が特効的に有効であることが多い。
・Janz D：Die Epilepsien. Thieme, 1969
・Cvetkovska E, et al（2014）［PMID：25108570］

定数を超えると形成される傾向のあるゲシュヴィント・ガストー症候群とは異なり，こうした行動特性は発作の総数とは無関係に現れ，発作がない家族にもみられることがあります。

Step 1

4つの潜在的原因を常に意識しよう

すでに予告したように，本書では，てんかんを持つ人の精神的問題を，主に4つのコンテクストのいずれかに分類して介入を行います（図3）。

Ⅰ型　てんかん活動そのものによる

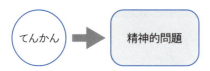

Ⅱ型　抗てんかん薬の副作用による

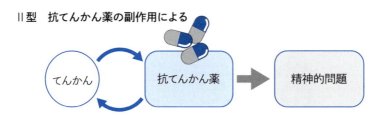

Ⅲ型　同一の脳疾患から精神的問題とてんかんが独立して生じている

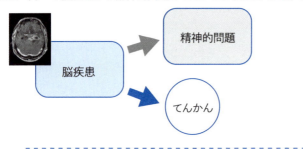

Ⅳ型　心理社会的背景による

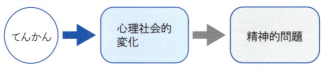

図3　精神科的問題に出会ったときに念頭に置くべき4つの原因
Ⅰ～Ⅲ型：生物学的な原因，Ⅳ型：心理社会的な原因

1. てんかん活動そのものによる精神的問題 (I型)

1つ目は，てんかん活動そのものが精神症状を直接引き起こす場合です (I型)。この患者群では，精神症状はてんかんそのものの現れか，てんかん活動の直接的な結果です。代表的なものは以下の3つです。

- ・精神性前兆の群発 (clustered psychic aura)，あるいは持続性前兆 (aura continua)
- ・発作後精神病 (postictal psychosis)
- ・非けいれん性てんかん重積 (NCSE) [棘徐波昏迷 [▶27] ☞ 45頁] のいくつかの型

2. 抗てんかん薬の向精神作用による精神的問題 (II型)

2つ目は，抗てんかん薬により行動上の問題や情動の病的変化が惹起される場合です (II型)。表6に，抗てんかん薬の向精神作用について，新しいデータも加味した現段階でのエキスパートオピニオンを示してあります[51, 209]。最も頻度の高い症状は，イライラ感-攻撃性で，うつ病・うつ状態がそれに続きます。精神病はうつ病よりも頻度は低いものの，その生活に及ぼす影響は甚大であるため特記しておくべきです。交代性精神病は，**Step 0** でも紹介したように，発作が消

表6 抗てんかん薬の向精神作用

ネガティブグループ	ポジティブグループ
・トピラマート ・レベチラセタム ・フェノバルビタール ・ゾニサミド ・ビガバトリン	・カルバマゼピン （オクスカルバゼピン） ・ラモトリギン ・バルプロ酸

ネガティブグループ：精神面で悪影響がある可能性のある薬剤。
ポジティブグループ：精神安定化作用のある可能性が示唆されている薬剤。
フェニトインは，頻用されていた時期には精神科的問題を引き起こしやすい薬剤と考えられてきたが，使用頻度の減った現在の統計では否定されているため，リストから外してある。
〔Mula M,et al. Expert Opinion on Pharmacotherapy 2008；9：3159-3168 および Chen B, et al. Epilepsy Behav 2017：76：24-31 より作成〕

失したり劇的に回数が減ったりした後に，それと引き換えに精神病が発生するもので，投薬と密接に関わるため一部はこのカテゴリーに含まれます。

3. 基礎疾患が引き起こす精神的問題 (Ⅲ型)

　3つ目は，てんかん発作を引き起こした基礎疾患から，てんかん発作とは独立して精神症状が生じている場合です（Ⅲ型）。この場合，てんかん発作と精神症状の間には基本的には直接的な因果関係はありません。自己免疫性脳炎は典型例です。

4. 心理社会的変化に起因する精神的問題 (Ⅳ型)

　Ⅰ～Ⅲ型の3つの文脈で生ずる精神症状は，いずれも生物学的なものですが，それらとは別に心理社会的な背景も考えておく必要があります（Ⅳ型）。てんかん発作の突然の発生は罹患した人の生活を大きく変えてしまうことがあります。運転免許は少なくとも2年間は失効しますし，会社を解雇されてしまう人もいます。また，同級生や家族，友人の中で，強い孤立を感じてしまう人もいます。当然のことながら，このような劇的な変化は人によっては耐えがたいほどのフラストレーションにつながります。

　てんかんを持つ人に精神症状があるのではないかと疑った場合，この4つのカテゴリーのうち，どれが主たる原因かをまずは考えてみることが有用です。いうまでもなく，複数の原因が同時に複雑に絡み合って目の前の精神的問題となっていることも少なからずあります。しかし，複雑に絡み合った問題をそのままいくら眺めていても解決の手掛かりはつかめませんが，この4つのグループ分けを念頭に置くと，それを解きほぐしその中から少なくとも一部は解決可能な問題を見つけることができる可能性があります。

　Step 2 では，具体的にこの4つのカテゴリーの内容を解説してい

きます。

　精神症状の原因が

「Ⅰ型：てんかん活動そのもの」であると疑われる場合は，**Step 2-1**へ［☞ 28頁］

「Ⅱ型：抗てんかん薬によるもの」と疑われる場合は，**Step 2-2** へ［☞ 59頁］

「Ⅲ型：基礎疾患の影響」と疑われる場合は，**Step 2-3** へ［☞ 79頁］

「Ⅳ型：心理社会的背景」と疑われる場合は，**Step 2-4** へ［☞ 92頁］

進んでください。

　4つの原因カテゴリーに加え，知的障害を伴う場合およびてんかん外科手術後には，特有の精神科的問題があるので，別途解説します［**Step 2-5** ☞ 104頁，**Step 2-6** ☞ 119頁］。心因性非てんかん発作（PNES）の診断と治療についても，独立した項目［**Step 2-7** ☞ 129頁と **Step 2-8** ☞ 144頁］を設けて解説します。

　これで，主だったてんかんに伴う精神科的問題はおおよそ網羅されています。

Step 2

4つの潜在的原因と3つの状況を理解しよう

1 てんかん活動そのものによる精神的問題

　ここでは，先ほど述べたように，てんかん活動から直接生じる典型的な精神症状を 3 つ取り上げます。精神性前兆（psychic aura）と関連する精神症状（**A**），発作後精神病（**B**），非けいれん性てんかん重積（NCSE，本書では棘徐波昏迷と呼びます）（**C**）です。

A 精神性前兆に関連する精神症状

1 群発性恐怖発作

　1 つひとつの恐怖発作が発作間欠期の行動に与える影響はわずかだと報告されていますが[69]，群発性恐怖発作 [▸9] は深刻な精神的問題を引き起こす場合があります。この病態が最初に認識されたのは1973 年に書かれた Henriksen の報告にさかのぼります[107]。ほとんどの場合，最初は恐怖発作が散発的にかなり間隔を空けて起こるため，普段の行動への影響はほとんどありませんが，次第にこれが連続した強烈な不安・恐怖体験に変化していきます。恐怖発作が患者を襲う回数が多ければ多いほど，その強度は増していきます。不穏な雰囲気の余韻が長い間残り，最終的には，極端な強度の全般不安症 [▸10] や精神病としか思えない行動変化が発作時と発作間欠期の境界が失われて

▸9　**恐怖発作**：恐怖発作は，側頭葉に由来する焦点意識減損発作（FIAS）の患者において，上腹部不快感，既知感（親近感の変容）に次いで，3 番目または 4 番目に頻繁に遭遇する前兆感覚である。ありありと近くに誰かがいるという感覚 [▸15] と呼ばれている訴え [☞ 31 頁] は，恐怖発作の一型である。扁桃体由来が示唆されている。
・Kanemoto K, et al（1989）[PMID：2468740]
・Wieser HG（2000）[PMID：11022139]
・Cendes F, et al（1994）[PMID：7922461]

連続してしまうことになります[108]。

▼ Case 1 ◢

　20代前半の女子大学生。初診の1年前に発症。試験中に突然立ち上がり，数分間無意識に動き回ったというのが最初のエピソード[焦点意識減損発作［▶6］☞12頁]。同様のエピソードが続いたため，脳神経内科医を受診し，レベチラセタム［▶3］［☞4頁］が1日1,000 mg処方された。しかし，症状は改善せず，強直間代発作［▶11］が起こり始めた。同時に，数十秒で治まるものの突然強い不安に駆られるエピソードも始まった。担当医がレベチラセタムを2,000 mgに増量したところ，意識障害と強直間代発作のエピソードは消失した。しかし，突然起こる強い恐怖感は，強度も頻度も次第に増大し，最終的には1日中間断なく不安な状態は治まらなくなった。いてもたってもいられない強い不安感のために，自宅から一歩も出られない状態となった。担当の脳神経内科医は，この状態をレベチラセタムによるうつ状態ないしはパニック発作だと判断し，向精神作用を期待してバルプロ酸［▶12］に投薬を変更したが，何ら改善は認められなかった。同時に選択的セロトニン再取り込み阻害薬（SSRI）［▶49］［☞68頁］も多量に投薬されたがこれも何の

▶10　**全般不安症**：DSM（Diagnostic and Statistical Manual of Mental Disorders）の用語。DSM-5を厳密に適用してこの用語を用いるには，1つの事柄に限定されず（恐怖症の除外），一般的に納得ができるだけの十分な理由なしでさまざまな事柄に対して過度の不安や心配が抑えられない状況が6ヵ月以上続く必要がある。しかし，耐えがたい不安や心配が数週間またはそれ以上持続する場合，期間の基準は柔軟に扱われることが多い。
　　・Kessler RC, et al（2005）［PMID：16045073］
▶11　**強直間代発作**：古い文献では，てんかん発作はしばしば大発作（grand mal）または小発作（petit mal）と呼ばれていた。大発作が全身に及ぶてんかん発作を示すのに対し，小発作は大発作以外のさまざまな種類のてんかん発作を指す用語であった。ほとんどの場合，大発作は強直間代発作または間代強直間代発作を指していた。2017年以前は，特定の脳領域で始まり両側に広がる強直間代発作は二次性全般化発作と呼ばれていた。現在は，国際抗てんかん連盟（ILAE）の提案に基づき，焦点起始両側強直間代発作と呼ぶことが推奨されている。
　　・Fisher RS, et al（2017）［PMID：28276060］
▶12　**バルプロ酸**：特発性全般てんかんに高い有効性を示す広域スペクトラムの抗てんかん薬。この薬の気分安定作用はよく知られている。

効果も示さなかった。このため当科に紹介受診となった。

　発作間欠期の脳波所見では，反復性の左前側頭部棘波が確認された。ラコサミド [▶13] 投与開始により，恐怖発作は劇的に減少し，1日量 200 mg で，不安・不穏は速やかに消失した。この女性は抗てんかん薬の切り替えから1週間後には大学生活に復帰し，現在は大学を卒業し，社会人4年目でてんかん発作も精神症状も以降まったく出現していない。なお，MRI では，扁桃体肥大 [▶14] を示す所見は見つからず，特筆すべき所見はなかった。

　てんかん性の恐怖発作は，表7 に示したようにパニック発作とは大きな臨床的な相違があります[151]。しかし，**Case 1** のように発症年齢が遅かったり，特に治療されずに放置されたりすると一見全般性不安障害と区別がつかないくらい連続的になってしまう場合もあります。その場合には，発症の初期段階がどうであったかを注意深く問診で掘り起こす必要があります。初期段階では，数十秒～数分の非常に短い持続の恐怖感や，「青天の霹靂」に突然出現する典型的なてんかん性恐怖発作の様態が，注意深い問診によって確認できる可能性があるからです。

Clinical tips 4 ───

てんかん患者の主訴が不安である場合，特に側頭葉てんかんの患者では，鑑別診断のリストに恐怖発作を含める必要がある。

　こうした恐怖発作の群発が極端になると，精神病としか思えない症状を呈するに至る場合もあります。

▶13 **ラコサミド**：比較的新規のナトリウムチャネル遮断薬で，主に焦点てんかんに用いられる。他のナトリウムチャネル遮断薬と同様，精神医学的有害事象の発現頻度は低い傾向にある。薬疹の発現率が，他のナトリウムチャネル遮断薬よりも低い。
　・Stephen LJ, et al（2017）［PMID：28551500］

▶14 **扁桃体肥大**：恐怖発作を主症状とする患者の中には，海馬の硬化ではなく扁桃体の肥大を示すものがある。てんかん発症は 30 代後半～40 代前半の傾向がある。ナトリウムチャネル遮断薬に対する反応が良好なことが多い。
　・Lv RJ, et al（2014）［PMID：25269594］

表7　パニック発作とてんかん性恐怖発作の比較

	パニック発作（n=43）	恐怖発作（n=41）
予期不安	38（88.4%）	なし
広場恐怖*¹	32（74.4%）	なし
死の予感	17（39.5%）	なし
妄想気分	なし	14（34.1%）
実体的意識性*²	なし	9（22.0%）
性別（男/女）	12/31	14/27
発症年齢（年）	31.1（SD=9.6）	12.9（SD=7.8）
発作の持続時間（分）	25（SD=28）	—*³
続発する意識消失	1（2.3%）	39（63.4%）

*¹ 1人では外へ出ることができない
*² 自分の背後や机の下などにいないと分かっているのに誰かがいるとありありと感じる
*³ 少なくとも起こり始めは数分以内の短いエピソードが唐突に起こる
〔加藤悦史，田所ゆかり，大島智弘，兼本浩祐：パニック障害とてんかん性不安発作 "ictal fear" の臨床的相違．精神医学 55：121-127，2013 より改変して転載〕

▶Case 2[136]

　30 代前半の女性。てんかんは 2 歳のときに強直間代発作で始まり，4 歳からはけいれんを伴わない意識減損発作に変わった。恐怖発作が最初に起こったのは 20 歳。突然，誰もいないと分かっているのに自分の背後に誰かがいるとありありと感ずる恐怖感が数分間にわたり起こり始めた（**ありありと近くに誰かがいるという感覚**[▶15]）。意識消失発作は毎週起こっていたが，さまざまな抗てんかん薬の加療でも抑制できなかった。

▶15 **ありありと近くに誰かがいるという感覚**（feeling of somebody being near-by）：扁桃体を電気刺激すると，実際には近くに誰もいないのに，誰かが近くにいるような感覚が誘発されることが報告されている。誰かが近くにいるというこの生々しい感覚は，感じている最中には扁桃核を越えて，側頭頭頂接合部からローランド領域にも広がるより広い領域に電気生理学的には対応しているとされている。これは 1913 年にカール・ヤスパース（Karl Jaspers）によって報告された „leibhaftige Bewusstheit"（実体的意識性）を連想させるが，実体的意識性は，もともとは統合失調症の訴えとして紹介されている。レビー小体病でも同様の訴えが聞かれることがある。
・ Arzy S（2013）［doi：10.1016/j.yebeh.2012.04.009］
・ 西尾慶之（2022）［doi：10.11477/mf.2425201455］

A　精神性前兆に関連する精神症状

22歳のときに，初めての精神病のエピソードが出現する。恐怖発作を繰り返しているうちに，親しい友人や家族が，得体の知れない偽者と入れ替わったと感じるようになり，違和感と恐怖でこの間，外出もできず，一切の知人とも接触を断つようになった。この状態が挿間性に出現し，持続期間は短ければ数時間で終了したが，長いときには数週間に及ぶこともあった。こうした挿間性の精神病状態は2～3ヵ月ごとに起こり，外出も人との接触も困難になるため，安定した仕事を続けることができなくなった。こうしたカプグラ症候群 [▶16] 様のエピソードの最中の頭蓋内脳波記録が図4である。頭蓋内脳波記録では，持続性のてんかん放電ではなく，てんかん性恐怖発作の群発が捉えられており，恐怖発作の頻度が1時間に4回を超えた時点でカプグラ症候群様の訴えが発作間欠期にも連続してしまうようになることが判明した。記録されたすべての恐怖発作は，左扁桃体-海馬領域に限定した明瞭なてんかん様放電に対応していた。この群発性恐怖発作が生じたとき，たまたま親友がお見舞いに来ていたが，この女性は親友を本物の親友とは思えず，また，訪室した主治医も本物の主治医とは思えず，「本当にあなた

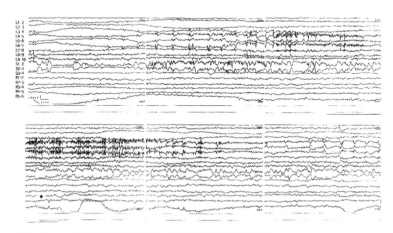

図4　Case 2における恐怖発作の発作時頭蓋内脳波記録
〔Kanemoto K. Periictal Capgras syndrome after clustered ictal fear：depth-electroencephalogram study. Epilepsia 38：847-850, 1997 より転載〕

は○○先生ですか」と尋ねて納得がいかない様子であった。なお，このエピソードを通して，意識の混濁や時間，場所，人の見当識障害は認められていない。

その後，左側頭葉前部切除術 [▶17] が施行され，以降20年以上発作はなく，恐怖発作やカプグラ症候群のエピソードを経験することもなくなった。現在，50歳の彼女はベテランのソーシャルワーカーとなって働いている。

うつ病や精神病のような他の精神症状と同様に，てんかん患者における不安障害も，通常は，意識消失発作との時間的な関係を軸に分類されています[32, 111]。しかし，不安に関して効果的な介入を行う上でまず重要なのは，生物学的な要因と心理社会的な（あるいは環境因子による）要因のどちらが症状の発生に本質的な寄与をしているかの同定を試みることです。この節で示した **Case 1, 2** は，もっぱら生物学的要因によって極度の不安障害が引き起こされた事例です。心理社会的な要因が主な原因であると考えられるもう一方の極に属する事例は別途紹介します [Case 31 ☞ 94頁]。

▶16 **カプグラ症候群**：よく知っている誰かが本物そっくりの偽者と入れ替わっている，という妄想を特徴とする人物誤認症候群の1つである。統合失調症や発作間欠期精神病でみられるカプグラ症候群では，通常，妄想の対象が妻や両親など患者に最も近い人々に限られる。それに対し，発作後精神病や発作周辺期精神病でみられる場合は，必ずしも親しくない人でも妄想の対象になる可能性がある。後者の場合は，恐怖発作の表現型の1つとしての離人感が極端に高まり，持続的になったのではないかと解釈できるケースがある。カプグラ症候群はもともと統合失調症ないしはそれに関連する病態で報告されていたが，1980年代以降，認知症やてんかんのような器質性疾患との関連でも報告されることが多くなり，現在ではその25～40％が器質性疾患だと考えられている。ただし，その場合には，知らない人が知っている人のように見えるフレゴリー症候群型の人物誤認症候群が含まれていることが多い。
・Edelstyn NM, et al（1999）[PMID：10029936]

▶17 **側頭葉前部切除術**：海馬硬化を伴う難治側頭葉てんかんに対する外科的アプローチは，抗てんかん薬による治療の継続よりも治療効果が優ることはよく知られている。側頭葉前部切除術（標準的側頭葉切除術）は，難治性の内側側頭葉てんかんを治療するための外科的方法である。切除される組織の大きさが標準的側頭葉切除術よりもはるかに小さい選択的扁桃体海馬切除術という方法も知られている。他方で，前側頭葉切除術は，患者によっては術後にさまざまな精神医学的問題を引き起こすことが知られている。
・Foldvary-Schaefer N, Wyllie E：Epilepsy. In Textbook of Clinical Neurology, 3rd edition. Elsevier, 2007, pp1213-1244

2　既知感

　稀ですが，既知感 [▶18] のような恐怖発作以外の精神性前兆も，重積状態となる場合があります。既知感では，過去や夢の中で生きていたのと同じ人生を生きているように感じるという事例が報告されています[285, 317]。稀な症状であることも考えると，既知感の訴えは，内容的には解離エピソード [解離状態 [▶19] を参照] と誤診される可能性は高いと思われます。強烈な既知感体験を示す事例の中には，直後に起こることを**予知している**と自分自身が感じる場合もあって，周りの人から超常現象を信じていると誤解されてしまう可能性もあります [**Case 8** ☞ 42 頁]。既知感をもう少し広くとって親近感の変容にまで拡張すると，先ほどのカプグラ症候群の例も，離人症の極端な場合と考えれば2つの病態は地続きであるとも考えられます。90 年前のアンリ・エイ（Henri Ey）の教科書には，47 歳のジョルジェッタという女性の例が報告されています[56]。自分の周りの雰囲気が突然一変するとともに，「自分はアパートの管理人が着るような服を買ってしまったが，自分の買いたい服ではないと分かっていながらそれを買ったという名状しがたい感覚を抱いていた。通りに出て管理人になり切って歩いたが，それは自分の意思に反してのことだった」という奇妙な体験をジョルジェッタは語っています。「皮膚は自分だが，その中にいる自分は他人であると感じ，そうしたすべてを理屈にあわないと分かりな

▶18　**既知感**：既知感（デジャヴュ，déjà vu）は精神性前兆の1つであり，側頭葉てんかんにおいて2番目に頻度の高い前兆である。デジャヴュとは，現在起こっていることを，すでに以前体験したことがあるという感覚である。この感覚は視覚的体験に限らず，嗅覚やその他の感覚に起こる場合もあるので，デジャベキュ〔déjà vécu（すでに体験した）〕という表現がより適切かもしれない。歴史的には，知的前兆〔intellectual aura（Jackson JH, 1888）〕，夢幻様状態〔dreamy state（Jackson & Colman, 1898）〕，親近感の錯覚〔illusion of familiarity（Mullan & Penfield, 1952）〕，経験現象〔experiential phenomenon（Penfield & Perot, 1963）〕，記憶変容発作〔dysmnesic seizure（Dreifuss, ILAE, 1981）〕などもそれぞれが若干異なった状態を含んではいるが，概ね同じ感覚を指す用語である。

▶19　**解離状態**：解離状態には，家族の喪失体験といった強い情動的負荷がかかる状況に対する感覚遮断（離人体験）から，自己同一性の断片化（解離性同一症）までをも含む広範な現象が含まれる。解離性同一症においては，通常の人格は，しばしば別人格の存在に気づかず，別人格の言動に対する健忘が残る。

がら，［どうしてもそう感じるので］非常に不安でどうしようもなかった」とも付け加えられています。エイの教科書ではこうした体験は短ければ数時間，長くても数日間の持続で，てんかん性のものだと解釈されていて，統合失調症やうつ病での離人体験とは異なっているとも主張されています。

3　思考の集簇

　前兆体験だけが意識消失発作とは独立して別個に出現するものの中には，精神科以外の先生にはおそらくは非常に奇異に思われるだろう訴えもあり，時に精神疾患と誤診されることがあります。Penfield & Jasper（1954年）[234]やPopaら（2016年）[239]が行った電気刺激で観察され，その後，前頭葉てんかん患者の実際の前兆感覚でも報告されている強制思考や**思考の集簇**と呼ばれるものは，そうした前兆体験の代表格です[159, 196]。

▼Case 3 ◢

　30代半ばの女性。結婚後まもなく，独特の不快な発作性の体験が始まった。彼女はこの体験を，「突然始まり，頭の中にいくつもの言葉が同時に入り込んでくる」体験であると説明した。回数は月数回程度で，持続時間もせいぜい数分程度であったが，自分の考えとは明らかに異質ないくつもの言葉が同時に入り込んでくる体験は，衝撃的で圧倒的であったと感じられていた。言葉の意味は発作を体験している最中は明瞭に分かるものの，発作が終了するとその内容を特定して再現することはできなかった。この特異な体験に加えて，この思考の集簇体験が始まって10年以内に4回の強直間代発作が起こり，そのうちの2回はこの特異な思考の集簇体験が前駆していた。何人かの医師が治療にあたったが，いずれもこの体験を「幻聴」と判断し，てんかん性精神病，あるいは統合失調症とてんかんの併存と診断していた。バルプロ酸800 mgとリスペリドン2 mgが投与されたが，「幻聴」に対する効果はまったくなかっ

た。当院での紹介受診時の問診で，この特異な体験が数分以上続くことはなく，2児の子育てと大企業に勤める秘書の業務を両立し，社会的にまったく問題なく生活していることが確認された。リスペリドンを中止し，バルプロ酸をカルバマゼピンに変更したところ，「幻聴」は消失し，それ以降20年以上再発していない。

4 早送り現象

「早送り（Zeitraffer）」とは，ビデオテープの早送り操作に対応するドイツ語です。早送り操作に似た時間知覚の変化は，1938年にHoffとPötzlによって初めて報告され[112]，その後，主に右頭頂後頭葉に病変のある患者で何度か確認されています[243]。てんかんを持つ人では，時間の加速や減速を感じることが前兆体験として報告されることがあります。多くの報告では，時間知覚の変化は外界の出来事の時間の流れに対して起こると感じられますが，以下に示す事例では，時間の加速は自分の身体や心の中の出来事に対してのものであると報告されています。時間の早送りという訴えを聞きなれない脳神経内科や精神科の先生には，てんかん性の前兆であるのに精神症状と誤認される可能性があります。

▶**Case 4** ◀

20代前半の女性。6歳のときから左腕の伸展と右腕の屈曲からなるいわゆる「フェンシング肢位」からなる姿勢発作 [▶20] を経験し始めた。カルバマゼピン，クロバザム，ゾニサミド，レベチラセ

▶20 **姿勢発作**：補足運動野由来の数秒程度の持続の運動発作。意識は保持されており，夜間に好発し，群発する傾向がある。姿勢発作という名称は，病側と反対に頭部を向け，同じく病側と反対側の上肢を伸展させ，同側の上肢を屈曲させるフェンシングのような姿勢（フェンシング肢位と呼ばれる）を取ることから名づけられたが，現在では少なくとも英語文献ではほとんどみかけない。実際には発作時の肢位はまちまちであり，左右非対称に上肢の硬直が起こり，意識が保持されているのが特徴である。
・Morris HH 3rd（1988）[PMID：3386826]
・Ohara S（2004）[PMID：15579306]

タム，フェニトインが十分な量で試みられたが発作を抑制することはできなかった。しかし，当院でトピラマート[▶21]を追加投与したところ，姿勢発作に顕著な効果がみられた。トピラマート200 mgの投与により，当初1ヵ月に150回あった発作は3〜4回に激減し，3ヵ月で，姿勢発作は消失した。それに代わって，週に1回，数分間続く時間知覚の変化が訴えられるようになった。発作の間「自分の体内での時間が加速され，心拍や思考が早送りされる」と彼女は訴え，さらに「体の外にあるものに関する時間は変化しません。たとえば，テレビの番組は早送りされません」と付け加えた。

5　精神性前兆に対する反応としての極端な異常行動

　患者によっては，明瞭な意識のもとで，精神性前兆への反応として，奇妙な行動をそのつど起こす場合があります。典型的な訴えは，発作によってある感情や衝動に襲われると，その奇妙な行動を起こす衝動を抑えられないというものです。稀ですが側頭葉由来の笑い発作[▶22]では，おかしい気持ちに対する反応として笑いが起こる場合があり，こうした例の1つになります[120, 306]。対照的に，発作性の笑い発作で有名な視床下部過誤腫では，笑いは常に機械的で情動を伴っていません。より稀な泣き発作（dacrystic seizure）[226]では，悲しみなどそ

▶21　**トピラマート**：焦点てんかんおよび全般てんかんに幅広く有効な強力な抗てんかん薬。トピラマートは精神医学的有害事象を一定程度起こす場合があるが，投与量をゆるやかに漸増することでその発現率は低下させることができる。レベチラセタムによって誘発される精神症状は，DSMの分類にうまく当てはまらない非定型な精神症状が多いが，トピラマートによって誘発される精神症状は，うつ病や精神病などDSMの枠内に当てはまる定型的な精神症状をきたす傾向がある。
　　・Mula M, et al（2007）[PMID：17711462]
▶22　**笑い発作**：視床下部過誤腫による笑い発作が最もよく知られている。笑い発作と思春期早発症が乳幼児期に発症した場合，視床下部過誤腫を疑い検索を行う必要がある。放置するとてんかん性脳症に発展する。視床下部過誤腫においては，笑い発作が連日何度も反復して起こるが，通常は笑いに感情は伴わず1回の発作の持続は数秒程度と短い。これに対して，側頭葉てんかんではおかしい気持ちに伴い笑い顔の表情になることがある。
　　・Deonna T, et al（2000）[PMID：10937169]

A　精神性前兆に関連する精神症状

れに対応する感情は原則としてありません[299)]。ただし，典型的には笑い発作も意識消失下の自動症の一部として出現するほうが数は多く，前頭葉起源のものではほぼ常にそうです。

Case 5 は，特定の情動が前兆感覚として襲ってくるたびに逸脱行為を繰り返した事例ですが，患者の主観的な感覚を聞き損ねると，逸脱行為の派手さに注意を奪われて診断の手掛かりを見落としてしまうことになります。

▼**Case 5** ◢

　15歳女性。13歳のとき，本人の説明では「気が狂いそうになる」ような奇妙な体験が毎月繰り返し起こるようになり，1年も経たないうちに，この奇妙な体験はますます頻度を増し，ついには毎日起こるようになった。発作が起こるたびに彼女は悲鳴をあげてしまい，自分が叫んでいることはよく分かっているにもかかわらず，悲鳴を止めることができない状態になった。数分の間，絶叫してしまうため，学校へ行けなくなった。他院で幻覚妄想状態を疑われて抗精神病薬が投与されたが改善しないため，当科へ紹介された。「気が狂いそうになる」体験の内容を詳しく聞くと，いつも同じ「以前夢で見た光景」だということが分かり，叫び声は，まずこの既知感が発作性に出現すると起こることが確認された。脳波検査の結果，左前側頭部および中側頭部に棘波が高頻度に認められた。カルバマゼピン1日量400 mgの投与によって，悲鳴発作は完全に消失した。紹介前に処方されていた抗精神病薬はわずかに叫び声を軽減しただけであった。

B 発作後精神病

1　意識清明期を伴う発作後精神病

発作後精神病のプロトタイプは，決まった順序で症状が起こり，

知っていれば容易にそれと判別できます。以下は，典型像を示す場合のモデルケースです。

▼Case 6◢

20代後半の主婦。3歳のときに，熱性けいれんの重積状態とそれに続く一過性の左上肢の片麻痺（**HHE症候群**［▶23］）を経験している。12歳のとき，最初の意識消失発作が起こり，発作のたびごとに無意識に同じフレーズをいつも繰り返すようになった（**言語自動症**［▶24］）。

てんかん発症から17年後，意識消失発作が群発した後，初めて発作後精神病が出現した。意識消失発作が群発した後，1日ほど目立った行動変化のない期間を挟んで，この女性は急速に気分が高揚し，制止しても間断なく大声・早口で喋りだし，公衆の面前で知人の男性をハグしようとしたり，夫にキスをし始めた。それは通常の状態であれば絶対にしない類の行動であった。「世界の隅々で起こっているすべてのことを私は治療中の歯の振動で直接感じることができる。私の治療中の歯は，世界とシンクロしている。それを通して，2千年後の未来が分かる」と大声で主張しながら走り回るため医療保護入院となった。エピソードの間中，見当識と記憶力は保たれていた。この状態は1週間で完全に消失した。

精神病が発症してから2，3年のうちに，彼女は地元の宗教団体の熱心な信者となり，ついには何もかも宗教団体に寄付しようとす

▶23 **HHE症候群**：片側けいれん・片麻痺・てんかん（hemiconvulsion-hemiplegia-epilepsy：HHE）症候群は，海馬硬化を伴う内側型側頭葉てんかんの原因としてよく知られている。これは熱性けいれん重積状態の重症型で，ERへの搬送が早いと発症率が低下する可能性が示唆されており，先進国では発症頻度が低くなってきている。
・Deonna T, et al（2000）［PMID：10937169］

▶24 **言語自動症**：口部自動症は内側側頭葉を巻き込むてんかんの特徴として広く知られているが，言語自動症，その中でも特に，発作のたびに同じ言葉を反復する再帰性発話（recurrent utterance）は，ジャクソン（John Hughlings Jackson）の時代からこのタイプの発作に特異な症状として言及されていた。
・Serafetinides EA, et al（1963）［PMID：13988005］

B　発作後精神病

るほどエスカレートし，年に何度も発作後精神病を繰り返すため，精神科病棟への医療保護入院を繰り返した。MRIで，左側の海馬硬化が強く疑われ（海馬硬化症 [▶25]），発作時の脳波記録は一貫して左側側頭部起源を示唆していたため，左前側頭葉切除術が行われた。手術から1年後，患者は家業の経理を手伝い始め，まるで悪魔払いをされたかのように宗教活動への興味は完全に消失した。術後20年以上まったく発作はなく，10年以上前から抗てんかん薬およびすべての向精神薬の服用は中止している。精神病も再発していない。

　典型的な発作後精神病は，4つの段階，すなわち，①意識消失発作の群発，②意識清明期（半日〜4日），③軽躁状態（半日〜1.5日），④錯乱精神病状態（1〜14日）からなり[67, 132, 177, 181, 182]，典型例では精神症状はこの順番通りに生じます[137, 298]。発作後精神病エピソードは，医学的介入なしでも速やかに消失し，持続期間は通常は10日以内であり，95%は4週間以内に消失します[2]。臨床上注目すべきは，この定型的な起承転結です。③の軽躁状態の時点で介入してうまく鎮静化できれば，本格的な発作後精神病に発展するのを頓挫させうる可能性があります。発作後精神病は大きな負担を家族に掛け，少なからず他害の危険もあるため[70]，急速に回復するという見込みを持つことは，家族や医療スタッフの不安を大きく軽減します。

▶25　海馬硬化症：死後調査において，内側側頭葉てんかん患者の65%に海馬硬化症がみられたという報告がある。海馬は全体として一様に障害されているわけではなく，主にCA1，CA4，歯状回が障害され，次いでCA3が障害される。組織学的には，神経細胞の脱落，グリオーシス，硬化がみられる。海馬硬化症を伴う内側側頭葉てんかんは小児期後半から青年期に発症することが多く，熱性けいれん重積状態が先行することも稀ではない。口部自動症および上腹部不快感が最も一般的な随伴症状である。薬物療法に反応しない事例では，速やかに外科的介入を行うことが推奨されている。
　　・Panayiotopoulos CP：A Clinical Guide to Epileptic Syndromes and their Treatment. Springer, 2010, pp445-453

Clinical tips 5

典型的な発作後精神病の連続する次の4つの段階を認識しておく。すなわち，
①意識消失発作群発→②意識清明期→③軽躁状態→④錯乱精神病の4つの段階で展開し，数日以内で症状は完成し，2週間以内に消失する。

2　亜急性発作後攻撃性

発作後精神病が，意識清明期をほとんど介さずに起こることもあります。このタイプでは，本格的な精神病になる前の軽躁状態がないことが多く，暴力的な行動が前景に出ます。Gerardら[91]は1998年に発作後亜急性攻撃性と名づけています。

▼Case 7◢

28歳の男性。呉服屋の若旦那。8歳の頃から「突然，自分が世界で一人取り残されてしまう」奇妙な恐怖感を発作性に体験するようになった。11歳のとき，この恐怖体験に引き続いて意識消失発作が出現。発作は，さまざまな抗てんかん薬に対して治療抵抗性で，年齢が上がるにつれて強さと頻度を増していった。26歳のとき，意識消失発作が何度か繰り返された後で，初めて発作後の精神的変調が生じた。意識消失発作が群発した後，押し黙ってじっとしているこの男性に呉服屋のオーナーである父親が，「おまえ，大丈夫か」と尋ねたのに反応して，男性は殴る蹴るの暴行を加え，その結果，父親は何ヵ所も骨折してしまう重傷を負った。一触即発の暴力的な不機嫌状態は発作群発後平均して1週間は続き，その間，患者は些細なきっかけで暴力をふるってしまうが，この特異な気分が消退した後ではどうして自分がそんなに腹が立ったのかまったく分からなくなるとのことであった。この不機嫌状態の間の自身の暴力行為の詳細は完全に覚えており，自動症的な症状ではないことは間違いなかった。こうした発作群発後に繰り返される不機嫌状態は

従業員にとっては耐えがたく，入院前には，年に 5〜6 回の頻度となっていた。MRI 所見と発作時の脳波記録から，発作の起源は左海馬であることが示唆されたため，切除術が行われた。術後 6 ヵ月でこの男性は以前の仕事に復帰し，従業員との関係も劇的に改善し，術後 1 年目には，呉服店の店長となり，術後 20 年以上，発作はまったく消失し，投薬もすでに中止し，精神症状もまったく再燃していない。

3　精神性前兆と発作後精神病の混在状態

一部の発作後精神病では，精神性前兆が発作後精神病体験と区別ができない形で混在しています。このような事例では，持続性精神性前兆 [Step 2-1-A ☞ 28 頁] と発作後精神病の境界が曖昧になります。

▶Case 8[140]◢

28 歳の女性。恐怖の感覚が突然出現し，その後に，「次に何が起こり，何を言われるかを正確に予知できる」と感ずる特異な体験が続くとこの女性は訴えた。これらの精神発作は小児期に始まり，平均して 5〜10 分間持続し，初診時には週に数回出現していた。また，彼女によれば，直後の未来を予知できる特異な感覚は，既知感と似ているともコメントしていた。MRI ではわずかに左海馬の萎縮がみられた。発作間欠期の脳波記録では，右前側頭部の電極に棘波が繰り返し出現していた。

ある日，この女性は午前 5 時に突然目が覚め，夫に「4 人の人がいるけど，抱っこして寝かせてくれるのは 3 人だけだから，あなたの腕の中で寝たい」と理解しがたい言葉を掛けた直後にけいれんしだし，右方向への向反発作 [▶26] から始まる強直間代発作を起こした。続いて，午前 6 時と 7 時の 2 回，意識消失発作が発生した。午後 1 時頃には，普通に喋ったり，いつものように家事をこなしていたため，状態は完全にもとに戻ったように夫には見えていたが，後から聞くと女性本人はまだ何かがおかしいという何とも言

表8 発作後の精神病と関連障害

	意識清明期	主な精神症状	発作時/発作後*
発作後精神病（中核群）	有	軽躁，攻撃性，精神病	発作後
発作後の軽躁状態	有	軽躁	発作後
発作後精神病（その他）	無い場合もあり	攻撃性，精神病，精神性前兆	発作後&発作時
亜急性発作後攻撃性	無い場合もあり	攻撃性	発作後&発作時
発作後抑うつ	無い場合もあり	うつ症状	発作後
持続的な精神性前兆	無	精神性前兆，精神病	発作時

* 発作時は，てんかん放電に対応し，発作後は基本的にはてんかん放電が消失している状態

　えない違和感が続いており，しかし何がおかしいのかを明確に言うことができない状態だったとのことであった。翌日，この漠然とした違和感は次第に増強して，テレビに出ている人や夫が自分に対して執拗にあてこすりをしているという感覚になった。その晩，今，起こっていることはすべて以前にも起こったことだという強烈な既知感とともに，「これから何が言われ，何が起こるかが分かってしまう」という強烈な確信を持つに至る。この予知感は発作群発から5日後まで続いた。

　この患者は，発作後に意識清明期を挟んで精神病的な状態をきたしていますが，この発作後の精神病的な感覚は，そもそも彼女が普段訴えていた前兆体験と酷似しており，前兆体験と発作後の精神病的体験は地続きのように見えます。**表8**には，発作後精神病とそれに続くさまざまの形の関連する現象をまとめました。

▸26 **向反発作**：向反発作（versive seizure）とは，頭部が左右どちらか一方に向く発作である。運動前野への刺激は主に対側への頭部の回転を生じるが，側頭葉，前頭葉，後頭葉など多くの皮質領域への刺激でも向反運動が生じる場合がある。焦点意識減損発作（FIAS）の最中の向反運動に関しては，けいれん性の強制的な向反運動は対側起始の発作放電によって引き起こされる確率が高く，自動症による非強制的な向反運動は同側の脳の活性化によって引き起こされる確率が高いという報告がある。
- Godoy J, et al（1990）[PMID：2300252]
- Usui N, et al（2011）[PMID：21885252]
- Mercan M, et al（2015）[PMID：25769674]
- Rémi J, et al（2011）[PMID：21627643]

4 発作後抑うつ

発作後精神病と比較して，発作後うつ病はより頻度の高い病態です[146]。時には，自殺企図に結びつくこともあります[197]。

▼Case 9 ◢

50代前半の女性。最初の意識減損発作のエピソードは15歳のときに始まり，口部自動症を伴っていたが，前兆感覚は当初は伴っていなかった。40代半ばから，意識消失発作に先行して頭部に漠然とした不快感が生じるようになった。初診時には，意識消失発作は月に数回程度出現していた。MRIでは明確な病変は認められなかったが，発作間欠期の脳波記録では，左前側頭部に棘波が確認された。意識消失発作があるとその後に気分変調が起こることが以下のように訴えられた。「発作があると気分が滅入ります。食欲もなくなり，何もかも億劫になって興味がなくなります。発作があると急にそんな気分になるのですが，1週間くらいかけて徐々に気分はもとに戻ります。戻るまでは，ちょっとした家事をするのもすごく億劫でものすごくがんばらないとできません」。彼女の夫もこうした彼女のコメントを裏づけて，「大体において妻は気分が不安定なのですが，発作の後はそれが極端になり，ちょっとしたことをするのにも本当に時間がかかるようになってしまいます」と補足している。

発作後うつ病は，発作とは直接の関係なしに持続する発作間欠期のてんかん性不機嫌症（epileptische Verstimmung）や間欠性欠乏症を伴うディスチミア様障害（dysthymia-like disorder with intermittent symptoms）としばしば地続きになっていて[208]［Case 20，21参照 ☞ 68，70頁］，境界不明瞭な形で相互に移行している場合が少なからずあります。こうした状態においては，迷走神経刺激が症例によって試してみるべき選択肢になります[313]。というのは，発作間欠期の気分変調状態と発作後に出現する精神的変調に対する治療戦略が，実臨床的には矛盾してしまうことがあるからです。発作間欠期の不機嫌症に対しては抗てんかん薬の

ネガティブな向精神作用を最小限に抑える必要があるのに対して，理屈から言えば発作後の精神的変調に対しては可能な限り発作を抑制することが対処法となるからです。しかし多くの場合，発作後抑うつが始まるのは長い活動的なてんかんが継続した後であり，抗てんかん薬の調節はすでに繰り返し試みられた後です。つまり，現実的にはそれ以上の薬物調節の余地が残されていないことも少なからずあるのです。

C 棘徐波昏迷

本書では，敢えて，Niedermeyer ら[223)] によって提唱された**棘徐波昏迷**（spike-wave stupor）［▶27］という古い用語を，最近広く使われるようになった**非けいれん性てんかん重積（NCSE）**［▶28］の代わりに，復活させて使用します。その最も大きな理由は，精神科的な鑑別診断の候補となる NCSE は，症候論的には昏睡ではなく昏迷であり，棘徐波昏迷という用語はこの重要な特徴を明確に表現しているのに対して，NCSE という用語は，昏睡と昏迷のいずれの状態も含んでいて，さらに言えば最近はむしろ昏睡状態を示す場合がむしろ強調されているか

▶27 棘徐波昏迷：純粋に記述的な用語であり，行動変化（典型的な昏迷，場合によってはカタトニア）に，脳波上の連続的な全般性の棘徐波複合が対応する場合に用いる。この場合の棘徐波複合は，どちらかといえば，定型的な 3 c/s の棘徐波複合ではなく，非定型的な場合が多いとされるが，レノックス・ガストー症候群の患者における非定型欠神発作の重積は棘徐波昏迷とは通常は呼ばない。棘徐波昏迷は，純粋に記述的な用語であるため，急性症候性発作，焦点てんかん，全般てんかんのいずれに関しても用いることができる。
・Niedermeyer E, et al（1965）［PMID：4953776］

▶28 非けいれん性てんかん重積（NCSE）：てんかん重積は，運動成分が前景に出るタイプとそうでないタイプに分けられ，後者を非けいれん性てんかん重積（nonconvulsive status epilepticus：NCSE）と呼ぶ。微細な眼瞼のピクつきや四肢の微細な脱力が反復するアステレキシスのような軽微な運動症状については，随伴していても NCSE と診断することは許容される。NCSE はさらに焦点性と全般性に分類され，前者は意識障害を伴うものと伴わないものにさらに分けられる。意識が保たれる焦点性 NCSE には，持続性前兆（aura continua）が含まれる。全般性 NCSE は，非定型欠神状態と定型欠神状態の両方からなる。しかし，実際には，意識障害を伴う焦点性 NCSE と全般性 NCSE の鑑別は困難なことも少なくない。
・Beniczky S, et al（2013）［PMID：24001066］
・Trinka E, et al（2015）［PMID：26336950］

らです。精神科的な鑑別診断を問題とする場合にはあまりに広範で多様な病態を含む NCSE という名称は混乱のもとになりかねません。できるだけ専門的な議論をしない方針で編纂した本書には適当ではないのですが，この古い用語の復活に違和感を抱かれる読者の方もいらっしゃることを想定し，少し立ち入って議論しておきます。ちなみに昏迷とは開眼状態で発動性の極端な低下が認められる状態だと本書では考えておきたいと思います。

第 1 に，さきほど指摘したように棘徐波昏迷という用語を用いることで，てんかんにおける精神疾患の鑑別診断で問題となる可能性の低い NCSE の病態を除外することができます。救急外来に昏睡状態をきたして受診するような，脳梗塞や代謝疾患によって引き起こされ，持続性あるいは半持続性の脳波異常を伴う病態がその代表的なものです。こうした症例は，しばしば脳波上，**全般性周期性放電（GPD）**[▶29] または **周期性片側てんかん型放電（PLED）**[▶30] を認め，最近注目を集めていますが[26]，本書での精神科的な鑑別診断の対象にはほとんどなりません。厳密にはザルツブルクの基準[175] に基づいてトリアージしていくことになりますが，より簡便には音成[218] の成書に明快なアプローチの方法が提示されています。救急外来で GPD や PLED をてんかん性脳波とみなして抗てんかん薬を導入された相当数の症例が抗てんかん薬に反応せず[75]，これらの脳波所見は少なからず

▶29 **全般性周期性放電（GPD）**：周期性放電（periodic discharge）は，比較的均一な形態と持続時間を持つ波形を繰り返し，連続した波形間の放電間隔がおおよそ一定であるような脳波所見である。周期性放電は，脳血管障害後の重篤な昏睡患者に最も頻繁に出現する。周期性放電が両側で同期して現れる場合，全般性（generalized）が付加される。
　・Hirsch LJ, et al（2013）[PMID：23377439]

▶30 **周期性片側てんかん型放電（PLED）**：片側の半球に限局した周期性放電は周期性片側てんかん型放電（periodic lateralized epileptiform discharge：PLED）と呼ばれ，周期性放電の中で最も頻繁に記録される脳波形である。臨床的意味は全般周期性放電（GPD）と同様であるが，重症度は若干低い。左や右に独立して交代しながらみられる場合は，両側（bilateral）PLED（BIPLED）と呼ばれ，PLED と GPDの中間的な重症度である。昏睡状態あるいはそれに近い患者において，周期的な放電が 2.5 Hz を超える場合には抗てんかん薬の投与が推奨されるが，リスクとベネフィットを常に勘案して介入することが必要である。
　・Trinka E, et al（2015）[PMID：26148985]

非てんかん性であることが分かったため[84]，ザルツブルクの基準はその混乱を回避するためもあって策定されました。三相波［▶31］のような脳波異常がベンゾジアゼピン系薬剤の投与に反応して消失する場合であっても，必ずしもそれはこの脳波所見のてんかん性を示しているとは限りません。ベンゾジアゼピン系薬剤の点滴に反応して異常脳波が消失しても，臨床所見がまったく改善しない場合も少なからずあるからです[88]。修正された新たな NCSE の定義[302] では，脳波上で PLED または GPD を示す昏睡状態のかなりの部分が，NCSE から実際に除外されています。ER でみかける NCSE と関連の深い脳波所見を吉村元先生のご厚意で転載しました（図 5）[322]。

　第 2 に，NCSE には持続性前兆（aura continua）も含まれてしまうことです。脳波上の連続的あるいは半連続的な全般性棘徐波複合を伴う NCSE（すなわち棘徐波昏迷）は，基本的には昏迷あるいはカタトニアを主な症状として呈する臨床単位を構成するという点で，持続性前兆とは臨床的な取り扱いが大きく異なります。

　第 3 に，全般性の棘徐波を伴う NCSE は，定型欠神発作か非定型欠神発作に分類されることになっていますが[29]，棘徐波昏迷の臨床像や脳波所見は，この二分法にうまく当てはまりません。全般性棘徐波を伴う NCSE には，レノックス・ガストー症候群における非定型欠神発作重積，前頭部の正中線近傍にてんかん原性領域を持つ焦点てんかん，薬剤誘発性急性症候性発作［▶32］など非常に広範な病態が含まれており，問題となっている発作が全般性であるか焦点性であるかは，ケースバイケースで判断しなければならないため，判断をとりあえずは保留しておける純粋に記述的な用語である「棘徐波昏迷」のほうが実際問題として使い勝手がよいという点も重要です。

▶31　三相波：1955 年に Bickford と Butt によって名づけられたこの脳波パターンは，高振幅のびまん性陽性鋭一過波が両側で同期して先行し，その後に陰性波が続くものである。三相波を NCSE に対応させる研究者もいれば，三相波はてんかん性とは考えないほうがよいと考える研究者も多い。三相波は進行した肝性脳症と関連することが知られているが，抗生物質や炭酸リチウムなど他の原因でも出現しうる。
・Nowack WJ, et al（1992）［PMID：1582047］
・O'Rourke D, et al（2016）［PMID：26013921］
・Tchapyjnikov D, et al（2019）［PMID：30915188］

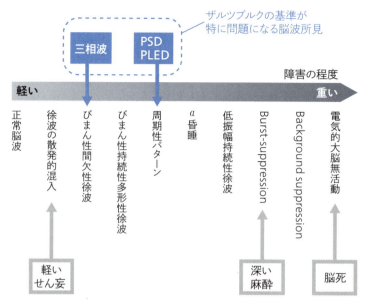

図5 背景脳波と脳の機能障害の程度
〔吉村元, 松本理器, 池田昭夫, 他. 高齢者の意識障害の脳波. 臨床神経生理学 47：47-52, 2019より改変〕

1 薬剤誘発性の棘徐波昏迷

▼Case 10 [117]

　60代半ばの会社員の男性。食欲不振と不眠の最初のエピソードを経験したのは，当院を初診する2年前であった。抗うつ薬の投

▶32 **急性症候性発作**：急性症候性発作とは，頭部外傷や低ナトリウム血症など，先行する基礎疾患によって直接引き起こされるてんかん発作のことを言う。初めて急性症候性発作を起こした患者は，初めて非誘発性の（すなわち原因となる直接の疾患なしに）てんかん発作を起こした患者に比べて死亡率ははるかに高く，再発率ははるかに低い。したがって，急性症候性発作は再発性・反復性であることを条件とするてんかんの初発とはみなされないのに対して，非誘発性てんかん発作は一定の条件下（てんかん性脳波異常の存在および中枢神経系疾患の既往歴）ではてんかんの初発とみなされる。
・Hesdorffer DC, et al（2009）［PMID：19374657］

与で症状は1ヵ月以内に完全に回復し，職場復帰しているが詳細は不明である。患者は抗うつ薬を数ヵ月間服用し，その後中止した。しかし中止後半年で，不眠，焦燥感，集中困難が再発し，仕事を続けることが困難になった。男性は近くの精神科を受診し，**マプロチリン** [▶33] 30 mg が処方された。1ヵ月以内に再び完全回復し，仕事を再開した。しかし，その7ヵ月後，マプロチリンの継続的な服用にもかかわらず，漠然とした身体的不快感が再燃。この不快感は次第に悪化し1ヵ月目には生活に支障をきたすようなさまざまの症状が出現するようになった。男性は頭がうまく回らないと訴え始め，実際に支離滅裂な手紙を友人に書き，携帯電話に番号を打ち込むことができないことがあるのを家人に気づかれた。ついにはパジャマ姿で目的もなく徘徊しているところを警察に発見され，救急病院へ搬送された。MRI，**SPECT** [▶34]，脳波，腰椎穿刺を含む検査が行われたが，中枢神経系の疾患を示す所見は見つからず，担当の脳神経内科医はうつ病の再発を疑い，退院させた上で，もともと通っていた精神科クリニックに紹介した。しかし，退院2日後，男性は食事の摂取も入浴も自力でできなくなり，ほとんど喋らなくなったため，当院に紹介されることとなった。

　入院時，男性は**無動無言症** [▶35] の状態であった。前医の脳神経内科医から送られた検査所見で身体疾患が否定されており，さらに

▶33　**マプロチリン**：四環系抗うつ薬は，**クロミプラミン** [▶109]［☞ 166 頁］のような三環系抗うつ薬と同様の副作用プロファイルを示す。この薬剤の特徴は，セロトニンに対する作用が非常に弱く実際上はノルアドレナリン再取り込み阻害薬としてのみ働くことである。
　・Baumann PA, et al（1979）［PMID：387493］

▶34　**SPECT**：SPECT〔single-photon emission computed tomography（単光子放射断層撮影）〕はガンマ線を用いた脳血流の 3D 画像。てんかん症例では，発作間欠期の血流低下（低灌流）と発作時の血流充進（高灌流）がみられ，てんかん発作の発生部位を特定するのに有用な場合がある。発作間欠期 SPECT の局在診断能は発作時の SPECT や PET に比べ劣る。しかし，発作が頻発しない患者では，発作時 SPECT は相当の僥倖がなければ成功しない。発作時 SPECT は，^{99m}Tc-ECD や ^{99m}Tc-HMPAO といった放射性物質を用いることで，急速に変化する脳機能の状態を放射性物質の注入時の状態にある程度さかのぼって可視化することが可能であり，発作後精神病の検査などにも適している。
　・Oommen KJ, et al（2004）［PMID：15585476］

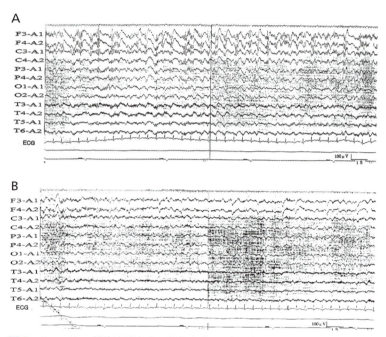

図6 Case 10の棘徐波昏迷時の脳波（A）とジアゼパム（10 mg）注入後の脳波上の棘徐波の消失（B）

〔稲田英利子，大島智弘，木村 仁，他．うつ病性昏迷として治療が開始された非けいれん性てんかん発作重積状態の1例．精神科治療学 2004；19：219-224 より転載〕

　複数回のうつ病の既往歴があるため，うつ病性昏迷が疑われ，クロミプラミンの静脈内投与が開始された。しかしながら，看護師が気づくといつの間にか部屋を出て廊下にいたり，そこでぶつぶつ呟いて徘徊するといったうつ病性昏迷にしては奇妙な行動が目に付いたため，ベッドサイドで脳波検査が行われた。その結果，2～2.5 Hzの前頭部優位の両側性の棘徐波が連続して出現していることが判明した（図6A）。脳波所見を念頭に置いて再度男性を診察したところ，微かな眼瞼けいれん[↓36]が確認された。ジアゼパム[↓37]

↓35 **無動無言症**：やる気や自発性が極端に欠如した状態。無為（abulia）の最も重篤な病態である。中脳病変に起因する無動無言症では，眠気や眼球運動障害が多くみられるが，両側前頭葉の損傷に起因する無動無言症の患者では眠気は目立たない傾向が強い。
　・Arnts H, et al（2020）［PMID：32044373］

050

10 mg の投与後数分で，棘徐波は完全に消失した（**図6B**）。それに
伴って，ジアゼパム投与前には「青い空」のような2語文しか復
唱できず，線描画を見せてもまったく呼称は不可能であったのが，
ジアゼパム投与後には，「お母さんから大きな荷物が届きました」
といった4語文を即座に復唱でき，7枚の線描画をすらすらと呼
称することに成功した。

　この症例は，精神科医が昏迷の鑑別診断を行う際には，棘徐波昏迷
を念頭に置いておく必要があることを強く示唆しています。ただし，
この事例で確認された眼瞼けいれんは，定型欠神発作でも非定型欠神
発作でも頻繁に観察される随伴所見ですが，それほどの特異性はな
く，最近ではてんかん性昏迷と非てんかん性昏迷の鑑別にはあまり役
立たないという報告もあります[309]。

2　薬物離脱による棘徐波昏迷

　薬物投与だけでなく，薬物離脱でも棘徐波昏迷が引き起こされるこ
とがあります。

▼Case 11 [134]

　日本画家の70代半ばの男性。前立腺腫大の手術のために入院し
ていたが担当外科医の紹介で当科受診となった。担当外科医は，慣

♪36　**眼瞼けいれん**：眼瞼けいれんは，定型であれ，非定型であれ欠神発作にしばしば伴
う症状として古くから知られている。最近では，欠神を伴う眼瞼ミオクロニー
（eyelid myoclonia with absence）あるいはジーボンス症候群という特殊な症候
群として話題に上ることも多い。しかし，原因不明の昏迷状態が新たに生じた場合
に，眼瞼けいれんが観察されたからといって，てんかん性の機序を疑うほどの疾患
特異的な症状ではない。
・Veran O, et al（2010）［PMID：20002146］

♪37　**ジアゼパム**：ジアゼパムはベンゾジアゼピン系薬剤の一種で，てんかん重積を止め
るために血管への注射によって使われたり，発作後に新たな発作の発生を予防した
りするためのレスキュー薬としてよく用いられる。長期にわたって連用すると依存
性と耐性が生じることは広く認められている。したがって，多くのベンゾジアゼピ
ン系薬剤と同様，この薬剤はてんかん発作の予防薬として常用するには適さない
［**Case 37~39, 41** 参照☞ 110~113，117頁］。

C　棘徐波昏迷　　051

れない環境で精神的に不調になっているのではないかと考え，精神科医にちゃんと話を聞いてもらうよう勧めたと紹介状にあった。看護スタッフに尋ねたところ，男性は看護スタッフが嫌になるほど気まぐれで，常に機嫌が悪く，特に若い看護師にはほとんど何も言わずに追い返したり，「なぜ俺をじろじろ見るんだ」と大声を出したり，しまいには床頭台の物を投げつけたりしたこともあると，すこぶる評判が悪かった。画像検査も血液検査も特記すべき所見はなかった。

　しかし訪室すると，この男性は，筆者にはゆっくりとであるがきちんと頭を下げて挨拶し，強く促さなければならなかったとはいえ，質問に答えてくれた。しかし，いわゆる「蝋屈症 [▸38]」が観察され，筆者が取らせた姿勢を手を放した後もしばらく保ち続けた。

　詰所に帰って看護スタッフに改めて尋ねたところ，男性の態度は時間によって変動し，しかも入院当初は友好的で協力的であったのに，次第に今のような様子になったことが判明した。このため男性の妻を呼んで尋ねたところ，今の男性の様子はまったく別人のようであること，さらに普段服用している薬を詳しく尋ねたところ，男性は20年以上前から睡眠薬を飲んでいて，入院後にそのことを申告していなかったため，そのまま中止になっていたことが分かった。男性も家族も，予定されていた外科手術と睡眠薬の服用は無関係だと考え，そのことを執刀医に報告していなかった。

　念のために脳波をとると，驚いたことに，連続した棘徐波複合が確認された（図7A）。ベンゾジアゼピン系睡眠薬をもともと服用していた量の1/3程度だけもとに戻して再開したところ，3日後にはまったく友好的で協力的な入院当初の人柄に男性は戻った。この時点では脳波上の棘徐波は完全に消失していた（図7B）。予定されていた手術は問題なく行われ，男性は速やかに退院した。

▸38　蝋屈症：カタトニア症状。検者が取らせた姿勢をそのまま保持する様子が，蝋細工に似ていることから命名された。
　・Pommepuy N, et al（2002）[PMID：12506260]

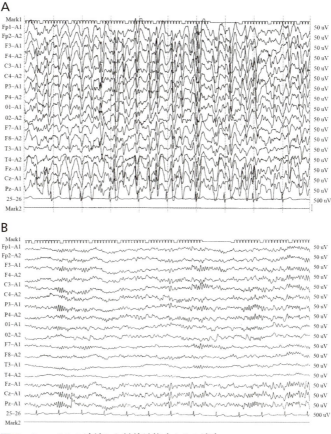

図7 Case 11 の連続した棘徐波複合とその消失
A：異常行動が目立っていた時期には，2〜2.5 Hz の連続した棘徐波がすべての電極に出現している。
B：少量のベンゾジアゼピン系睡眠薬を再導入すると棘徐波も行動異常も消失した。

表9に，棘徐波昏迷を引き起こす可能性のある薬剤と，それに対応する症例報告を示してあります。このリストは網羅的なものではなく，代表的な薬剤のみを挙げてあります。抗うつ薬，抗てんかん薬，抗生物質（セファロスポリンなど），抗癌薬などが原因薬物としては代表的なものです。薬物の離脱も棘徐波昏迷を引き起こすことはすでに触れました。リチウムの過量投与が三相波を引き起こすことはよく知ら

表9　棘徐波昏迷を引き起こした薬剤の報告

医薬品	筆頭著者 (発行年)
抗うつ薬	
マプロチリン	Miyata ら (1997)[200]
クロミプラミン	Yoshino ら (1997)[323]
ミルタザピン	Haq MZU ら (2008)[102]
パロキセチン	Taniguchi ら (2015)[286]
セルトラリン	Taniguchi ら (2015)[286]
抗生物質	
セフェピム	Primavera ら (2004)[242]，Kim A ら (2013)[156]
セフィキシム	Anzellotti ら (2012)[13]
セフタジジム	Primavera ら (2004)[242]，Vannaprasaht ら (2006)[308]
レボフロキサシン	Mazzei ら (2012)[192]
ペニシリン	Kojan ら (2000)* [165]
クラリスロマイシン	Bandettini di Poggio ら (2011)[24]
メトロニダゾール	Cantador ら (2013)** [47]
イソニアジド	Brent ら (1990)[39]
クロロキン	Mülhauser ら (1995)[214]
抗てんかん薬	
ラモトリギン	Trinka ら (2002)*** [301]
Tiagabine	Vinton ら (2005)[312]，Kellinghaus ら (2002)[153]，Balslev ら (2000)[23]，Knake ら (1999)[161]，Zhu ら (2002)[327]
カルバマゼピン	Thomas (2006)[292]
抗癌薬	
シクロスポリン	Appleton ら (1989)[14]
イホスファミド	Wengs ら (1993)[316]，Taupin ら (2014)[288]
薬物離脱	
ベンゾジアゼピン系	Kanemoto ら (1999)[134]
バクロフェン	Solomon ら (1998)[276]
その他	
テオフィリン	延時ら (2008)**** [224]
トラマドール	Bottaro ら (2007)[38]
ベンゼンヘキサクロライド	Tenenbein (1991)[290]
リチウム	Kaplan ら (2006)[149]

*　　　神経梅毒患者のヤリシュ・ヘルクスハイマー反応において，スパイク波による昏睡が発生した。
**　　腎移植後の強直間代発作に続いて出現した棘徐波昏迷。
***　軽度のミオクローヌスを伴う棘徐波昏迷を呈した。
**** 強直間代発作の後に出現した棘徐波昏迷。

れていますが，それがてんかん性の性格を持っているかどうかは個々の症例に応じてそれぞれ吟味する必要があるとされています[149]。

　何らかの薬剤投与後に他の原因からは説明ができない活動の低下や行動変化，特に昏迷が生じた場合には，棘徐波昏迷は，医原性の原因として常に念頭に置いておく必要があります。薬剤誘発性の棘徐波昏迷は，てんかん発作ではありますが，基本的には**急性症候性発作** [↓32] [☞48頁] であって，1回性の発作であることから，てんかんには含まれません。というのは，てんかんは，「誘発されないてんかん発作の反復または60％以上の再発の可能性がある」場合に診断されることになっているからです。したがって，薬剤誘発性，あるいは薬剤離脱性の棘徐波昏迷については，急性期が終結した後で予防のための投薬は行わないのが基本です。

3　薬剤誘発性以外の原因による棘徐波昏迷

　表10は，薬剤以外で棘徐波昏迷との関連が報告されているさまざまな病態です。アルコール依存症におけるてんかん発作を伴う亜急性脳症（subacute encephalopathy with seizures in alcoholic patients：SESA）[83, 148] およびECT後の棘徐波昏迷[5]については，稀な病態ですが念頭に置いておくと役に立つことがあります。**Case 12** はSESAの症例です。

表10　急性症候性発作としての薬物誘発性以外の棘徐波昏迷

基礎条件	筆頭著者（発行年）
アルコール	LaRocheら（2011）[173]，Kaplanら（2018）[148]
電気けいれん療法	Aftabら（2018）[5]，Srzichら（2000）[279]
高血糖	Thomasら（1999）[293]，Wu（2009）[321]
低ナトリウム血症	Azumaら（2008）[22]
低カルシウム血症	Klineら（1998）[160]

Case 12

　60代半ばの男性。既往歴に青年期からの大量の飲酒歴がある。当科受診の1年ほど前，亜急性の錯乱状態のために，救急外来に搬送された。MRIでも血液検査でも原因となる疾患が見つからなかったために，男性は近くの精神科病院に転送された。数ヵ月かけて徐々に回復したが，入院4ヵ月後，錯乱状態が再び出現した。今度は錯乱状態の最中に間欠的にけいれん発作を伴っていた。再び総合病院の救急外来に搬送されたが原因はやはり見つからず，再び，1～2ヵ月の経過で認知機能障害と行動異常は徐々に自然寛解し退院となった。しかし，最初の錯乱状態のエピソードから半年後，3回目のエピソードが起こった。今度は幻覚妄想様の訴えとともに非常に奇妙な行動が出現したため，精神科病院に再入院となった。再び徐々に回復していったが，回復がまだ完全ではない状態で，最初のエピソードから1年後に4回目の錯乱状態のエピソードが起こった。患者はベッドの下に潜り込み，這いずり回ってベッドの下から受け答えをする状態であった。錯乱状態が回復しないまま，左上肢と下肢のけいれんも出現したため心配した精神科医によ

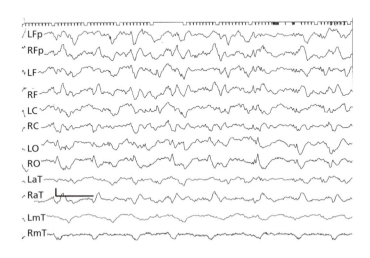

図8　Case 12の右側周期性片側てんかん型放電（PLED）

り当院に転院となった。

　入院時，脳波は 0.8～1.0 c/s，後頭優位の右側の周期性片側てんかん型放電（PLED）を認めた（図 8）。最初にフェノバルビタール 1,000 mg の点滴静注を行い，ラコサミド 300 mg/日を維持療法として投与したところ，PLED の消失と同時に錯乱状態は急速に改善した。

4　棘徐波昏迷への二次的な反応

　例外的な事例ですが，脳波上の棘徐波によって引き起こされる精神状態の変化が，二次的に患者の行動変化を引き起こしているかのように見える場合もあります。このような症例では心因性発作との鑑別は発作脳波同時記録を取る以外には，非常に難しくなります。

▼Case 13

　20 代前半の女性。家族背景としては，過保護気味の母親と常に衝突を繰り返していた。16 歳のとき，母親と喧嘩した直後に，「過呼吸発作」の最初のエピソードが始まった。この「過呼吸発作」中，母親の問いかけにある程度応えることが可能で，たとえば，もっとゆっくり息を吸うようにという医師の指示にもある程度は応ずることができるが，身体がしまいには硬直するため，近所の脳神経内科医によってバルプロ酸が処方された。心因性発作を強く疑う医師も含め，診断は病院によってまちまちな状態でいくつもの病院を経て，当科に紹介受診となった。

　当科初診時には，この「過呼吸発作」は月に数回に増え，平均して 30～60 分の持続時間であった。当科初診時，女性の主訴は，ボーイフレンドとの確執，職場でのいじめ，そして「過呼吸発作」であった。「過呼吸発作」の最中でも，強く指示するとしばらくは質問に答えて過呼吸を止めることができたこと，また，感情的な誘因が発作を誘発することが多いように思えたことから，当初，当科でも心因性の発作が疑われた。発作間欠期の脳波ではてんかん放電

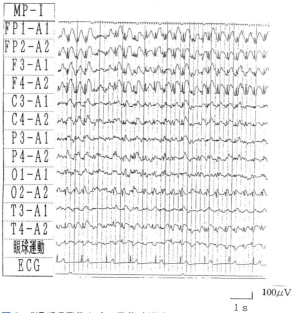

図9　「過呼吸発作」中の発作時脳波

は認められず，長期ビデオ脳波モニタリングを何度か試みたが「過呼吸発作」は1度も起こらず確定診断には至らなかった。しかし，あるとき，偶然にも外来診療中に，こちらの質問に対する受け答えが次第にゆっくりになり，過呼吸が始まったため，急遽，脳波室に彼女を連れていき，ビデオ・脳波の同時記録を行ったところ，2〜2.5 Hz の両側前頭に最大振幅を持つ連続した棘徐波が確認された（図9）。

抗てんかん薬の向精神作用による精神的問題

この節では，抗てんかん薬の服用に関連して最も頻繁に遭遇する3つの精神症状，すなわち，イライラ感と攻撃性，うつ状態，精神病（特に交代性精神病）について紹介します[51]。

A イライラ感，攻撃性，かんしゃく

1 レベチラセタム誘発性易刺激性（病感がある場合）

欠神発作に対して**エトスクシミド**［▶39］を用いた場合は別として，特発性全般てんかんの治療薬として，バルプロ酸が主流であった時代には，薬物治療によって重篤な気分変化が生じることはほとんどありませんでした。しかし，レベチラセタムの登場以降，気分の変調は一部の人たちには大きな問題となり，本人だけでなく周囲の人たちも，腫れ物に触るように接しなければならなくなって投薬の継続が難しくなる場合が出てきました。

▼Case 14

20歳の女性。13歳のとき，体育の授業中に初めて強直間代発作を起こした。脳波では，3〜4 Hzの**全般性多棘徐波**［▶40］が記録

▶39 **エトスクシミド**：主に欠神発作の治療に用いられる抗てんかん薬。エトスクシミドが欠神発作をコントロールするメカニズムは，視床皮質路と密接に関連する低電位活性型T型カルシウムチャネルと関連しているとされる。この薬剤を使用した症例では交代性精神病が報告されており，処方用量とは無関係に起こりうる。エトスクシミドで強制正常化による精神病が生じた症例でも，バルプロ酸で欠神発作が止まった場合には，交代性精神病は通常は観察されない。
・Wolf P, et al（1984）［PMID：6425048］

された。バルプロ酸400 mgが開始され，4ヵ月後に強直間代発作が再発したため，バルプロ酸は800 mgに増量され，その後6年間，発作は抑制されていた。

当院を初めて受診する6ヵ月前，この女性と母親はそのときに処方医であった脳神経内科医に，将来出産する可能性があることを考慮して，バルプロ酸を他の薬剤に変更すべきかどうか尋ねた。主治医の返答が曖昧で要領を得なかったことに不安を覚え，主治医を変更したところ，バルプロ酸からラモトリギン [♪41] への変更が試みられたがふらつきが生ずるとともに強直間代発作が再燃し，当科へ紹介受診となった。ラモトリギンの血中濃度は15 μg/mLを超えており，ふらつきが生ずるこの濃度でも発作が再燃していることから，レベチラセタムへの変更を行った。

しかし，2週間後の再来時には，付き添いの母親は「娘は常時機嫌が悪くちょっとしたことでつっかかってきて，相手をするのがとても大変です」と訴え，本人も「ひどいときとそうでもないときはあるが1日中何とも言えない不快な感覚がある」と報告した。この気分の変化はレベチラセタムが原因である可能性が高いと説明したが，本人はラモトリギンの導入の失敗やバルプロ酸の催奇形性を考えると，レベチラセタムを継続できればそのほうがよいのではないか，そのうち，副作用に慣れるのではないかと主張し，用量を減らしてレベチラセタムを継続することになった。しかし，半年間の悪戦苦闘の末，ついに彼女はレベチラセタムの継続を断念し，とり

♪40 **全般性多棘徐波**：4〜6サイクルの多棘徐波複合からなる全般性多棘徐波は，若年ミオクロニーてんかん症例でよく遭遇する。特に覚醒後の肩や腕の両側性のミオクロニー，ピクピクは，この脳波の出現としばしば関連している。ただし，これは全般性ミオクロニーがてんかんによって出現する病態一般にみられる脳波異常であって，若年ミオクロニーてんかんに限定して検出されるわけではない。
・ Janz D（1985）[PMID：3936330]

♪41 **ラモトリギン**：ラモトリギンはナトリウムチャネル遮断薬の1つである。この薬剤は，抗うつ作用を有する点に特徴がある。ラモトリギンは焦点てんかんと全般てんかんの両方に有効な広域スペクトラムの薬剤である。急速に血中濃度を上げると重症の薬疹が出現する確率が高まる。
・ Ettinger AB, et al（2007）[PMID：17071141]

あえず，今のところは妊娠の予定がないことも勘案し，もとのバルプロ酸に戻すことになった．以降，発作の再発もなく，変更から1週間経たないうちにイライラ感は消失した．

2 レベチラセタム誘発性易刺激性（病感がない場合）

　場合によっては，レベチラセタムによる行動パターンの変化は，診察室では目立たず，外来診療で本人のみと会っているだけでは見過ごしてしまう場合があります．

▸ Case 15 ◂

　30代半ばの男性．妻と2人の娘との4人暮らし．子煩悩で娘をかわいがっている．20代前半に強直間代発作で初発．当科初診までに9回の強直間代発作を経験していた．強直間代発作に前駆して，人が言っていることが分からなくなる前兆が起こることがあるのを途中から自分自身で気づいた．当科来院までに，1日量300 mgのフェニトイン[▸42]が投与され，血中濃度は18 μg/mLであった．初診の2年前から発作は消失していたが，男性は両足のしびれ感を訴えていた．さらにアキレス腱反射の消失も確認されたため，フェニトインに代えてレベチラセタム1日2,000 mgの投与を開始した．切り替えは成功し，その後12ヵ月間てんかん発作の再燃はなく，外来の様子では行動変化も認められなかった．さらに，面談の際にも態度に変化はみられなかった．

　切り替えから12ヵ月後，突然，男性の妻が診察室に現れ，「子煩悩で子どもには大きな声1つあげたことがなかった主人が，薬

▸42 フェニトイン：フェニトインは強力なナトリウムチャネル遮断薬で，20世紀には焦点てんかん治療の「切り札」と広く考えられていた．しかし，長期高用量での連用による不可逆的な小脳萎縮や末梢神経障害など，重大な副作用が生じることはよく知られている．最近の総説や研究では，この薬剤はネガティブな向精神作用のないカテゴリーに分類される傾向にあるが，多数の症例で用いられていた20世紀においては，ネガティブな向精神作用のある代表的な薬剤と考えるのが一般的であった．
・Iivanainen M（1998）[PMID：10030428]

A　イライラ感，攻撃性，かんしゃく　　061

が替わってからちょっとしたことで下の娘に怒鳴ってばかりいるようになりました。どうにかしてもらわないとこのままでは耐えられません」と訴えた。男性自体はこのような家族に対する自分の態度の変化に気づいておらず，妻の説明に納得ができず，薬剤の変更に抵抗したが，レベチラセタムをラコサミド1日400 mgに切り替えたところ，攻撃的な行動は速やかに消失した。発作の再燃もない。

この症例における教訓は，てんかん患者における精神医学的問題に精通した専門医や，当の患者自身でさえも，劇的な行動の変化に気づかない場合があるということです。このような見落としを避けるため，とりわけ**表6** [☞ 23頁] に示したネガティブな向精神作用を及ぼすことのある抗てんかん薬を処方する際には，患者だけではなくその家族に精神医学的副作用の可能性について説明し，その出現を疑った場合，間違っていてもよいので一報するよう促しておくことが有用です。

Clinical tips 6

> ネガティブな向精神作用が想定されている抗てんかん薬を処方する場合は，患者や家族にそのことについて注意を促し，家族や介護者が何か精神的な変化に気づいたらすぐに知らせてくださいとあらかじめお願いをしておく。

3　レベチラセタム誘発性かんしゃく

また，行動変容は，服用者のもともとの性格のうちにシームレスに溶け込んでいて，特に子どもや知的障害を持つ人の場合，簡単に見過ごされ，もともとの性格による心因的な反応だと誤って解釈されてしまうことも少なくありません。

▼**Case 16**◢

5歳の女児。初診の4ヵ月前に，強直間代発作が2回連続して起こったが，MRI上も脳波上も特記すべき所見なく，担当小児科

医はレベチラセタム 250 mg の投与を開始した。この女児はもと
もとかんしゃく持ちで何かを欲しがると床に転がって泣きわめいた
りすることが少なからずあったが，ここ何ヵ月はかんしゃくの回数
や激しさが増し，自分の思い通りにならなかったり，気に入らない
ことがあると，大声で叫んだり，両親に噛みついたりといった状態
が 30 分以上，時には 1 時間近く続いていた。こうした状態が，
抱っこの仕方や食事の内容など，小さなきっかけに反応して毎日何
度か起こるため，父親も会社を早退して帰宅し，母親の支援をしな
くてはならないようになり，疲れ果てた両親は小児科医に助けを求
めた。小児科医は女児を発達障害の専門医に紹介した。専門医は女
児を ADHD [♦43] と診断し，メチルフェニデート [♦44] を投薬開始
したが，かんしゃくへの効果はほとんどなかった。

　母親はたまたま当施設の事務員として働いており，昼休みにこの
話をわれわれに相談した。われわれは担当の小児科医に，レベチラ
セタムが精神症状を引き起こしている可能性がないとは言えないこ
とを伝えたところ，バルプロ酸が代替として開始された。この抗
てんかん薬の切り替え後，女児の行動は劇的に改善し，かんしゃく発
作は完全になくなった。

Case 15 のように，行動変化がもともとその人の行動パターンと
は異なっている場合，少なくとも家族は投薬の変更，あるいは開始の
せいではないかと比較的容易に気づくことができます。対照的に，
Case 16 のように，行動変化がもともとの性格の延長線上として十
分理解できる場合，特に児童においては発達の途上で自然に行動変化

♦43　ADHD：用語の意味については［♦2］［☞ 4 頁］を参照。ADHD は，てんかんの小
児にもよく併存する。メチルフェニデートは小児のてんかん患者にとって忍容性が
高く，有効な治療選択肢であることが証明されているが，特に抗てんかん薬の変更
後に ADHD の症状が表れた場合には，まず抗てんかん薬が原因でないかを疑ってみ
る必要がある。
　・ Auvin S, et al（2018）［PMID：30178479］
♦44　メチルフェニデート：精神刺激薬で，ADHD 治療の第一選択薬の 1 つ。ナルコレプ
シーの症例にも適用される。てんかん患者に対する安全性については **Step 3-3** を参
照［☞ 169 頁］。

A　イライラ感，攻撃性，かんしゃく　　063

が生ずることはままあるので，専門家であっても容易に見過ごしやすく，特に精神症状の受け持ち担当医とてんかんの担当医が異なっている場合にはこうした見過ごしが生じやすくなります。

4　ペランパネルによる攻撃性

　レベチラセタムと比較すると，他の薬剤によって誘発されるイライラ感や攻撃性の増大は，周囲の人々や当事者に気づかれやすい傾向があります。

▼Case 17 ◢ ────────────────

　男子高校生。強直間代発作が毎週起こり，抗てんかん薬の度重なる調整にもかかわらず発作が軽減しないため，発症後 1 年目に当院へ紹介受診となった。脳波記録では，全般性の棘徐波複合体とそれに先行する右前頭部の律動性速波活動が繰り返し確認された。最大用量のカルバマゼピン [▶45]，レベチラセタム，トピラマートを試みたが，強直間代発作をコントロールすることはできなかった。最終的に，ペランパネル [▶46] をラコサミドに追加し，2 mg から8 mg までゆっくりと漸増したところ，発作のコントロールに成功した。

　しかし，ペランパネルを 8 mg まで漸増した 2 ヵ月後，学校でトラブルが頻発しだした。彼に偉そうな態度で接した同級生の襟首をつかんで壁に押しつけ「殴るぞ」と脅す，威圧的な指導をした教員と激しく口論し，怒って学校を飛び出すなどした。両親は何度も

▶45　カルバマゼピン：焦点てんかんに効果を有する強力なナトリウムチャネル遮断薬。カルバマゼピンは，焦点てんかんに対する第一選択薬として長い間使用されてきた。稀にスティーブンス・ジョンソン症候群や薬剤性過敏症症候群など，致死的な副作用が発現する可能性があるため，同効薬が認可された現在では，専門医の間では処方頻度が低下する傾向にある。

▶46　ペランパネル：AMPA 受容体拮抗薬としてのユニークな作用により，焦点性，全般性を問わず，強直間代発作に高い有効性を示す。知的障害のある患者においては特に，攻撃性を用量依存的に高めることがある。
　・Villanueva V, et al（2016）[PMID：27521586]

学校に呼び出され，このため当科に紹介受診となった。ペランパネルの用量を 8 mg から 7 mg に減量したところ，目に見えて学校でのトラブルは報告されなくなった。しかし，その 3 ヵ月後，通学の電車の中で強直間代発作が再燃し，頭部を負傷した。このため，ペランパネルの 8 mg 投与を再度試みたが，増量の 2 週間後，両親は，男児が再びちょっとした刺激で爆発するようになり，学校にも行かなくなった。ペランパネルを 7 mg に再度減量したところ，こうしたイライラ感は次第に改善し，復学した。

ペランパネルの投与開始後のイライラ感や攻撃的な行動変化は，レベチラセタムでみられるものとは性質が異なっています[152]。ペランパネル投与例では用量依存的に攻撃性やイライラ感が増大するのに対して[55, 95]，レベチラセタム投与例では用量依存性は明らかではありません。さらに，ペランパネルとレベチラセタムの攻撃性促進作用は相加的ではなく，互に独立していると考えられています[55, 95]。すなわち，どちらか一方の薬剤を投与されている患者に，もう一方の薬剤を追加投与しても必ずしも攻撃的行動の発現リスクは高まらないことが知られています。さらに知的障害を伴う人 ［Step 2-5 参照☞ 104 頁］では，ペランパネルを投与された場合，特に 1 日投与量が 6 mg を超えると，攻撃的行動が誘発されるリスクが高まると報告されています[310]。

B 抑うつ状態

1 大うつ病様うつ状態

てんかんを持つ人が抑うつ状態になる頻度は，一般の集団よりも高いことは繰り返し指摘されています[287]。その中には，向精神作用のある抗てんかん薬の服用が症状の発生に関与している場合があります。そうした場合，抗てんかん薬の切り替えが抑うつの改善に有用です。

Case 18

　40代前半の女性。24歳時，寝ているときに初めて強直間代発作を起こし，近くの病院に搬送された。その後バルプロ酸600 mgによる治療が開始された。強直間代発作はその後，25歳のときと30代後半に2回再発し，他方で，日中に意識消失発作が年に数回の単位で出現するようになった。意識消失発作は，上腹部不快感[47]を伴うこともあれば，伴わないこともあった。難治てんかんであると担当医に言われて諦めていたが，当院医師によるてんかんの市民公開講座を聞いて当院を受診した。それまで投与されていたバルプロ酸をカルバマゼピン400 mgに変更したところ，それまでの20年間続いていた意識消失発作は即座に消失した。しかし，白血球数が次第に減少したため，カルバマゼピンを断念せざるを得なくなった。幸い，当時使用可能になっていたトピラマート[21][☞ 37頁]を開始したところ，重篤な副作用もなく発作を抑えることに成功した。

　この抗てんかん薬の切り替えから2年後，会社の友人が彼女が次第に喋らなくなり，無表情になっていつもと様子が違うからと無理やり当科に連れてきた。詳しく尋ねると，ここ数ヵ月食欲不振，睡眠困難，それまで楽しみにしていた趣味の活動にも興味がなくなっていることが判明した。SSRIのセルトラリンを100 mg投与したところ，いったんは症状の改善がみられ気分が楽になったと報告があったが，その4ヵ月後，再び抑うつ気分は再発し，希死念慮を訴えた。トピラマートを中止し，ラモトリギン200 mgに変更したところ，上腹部不快感が再燃したが，400 mgに増量したところ，発作およびその他の症状は完全に消失した。以降，5年間発作も精神症状も再燃していない。

---

[47] 上腹部不快感：上腹部不快感は，胸のあたりからこみ上げてくるなんとも言えない感覚であるが，側頭葉てんかん患者において最も頻繁に遭遇する前兆である。吐き気と表現され実際に嘔吐したり，特に小児では「お腹いた」と訴えられることもある。自律神経発作と呼ばれている症状と一部でオーバーラップしている。
・ Binder DK, et al（2009）［PMID：19392598］

2 大うつ病様うつ状態（自殺の既遂）

　てんかん，特に側頭葉てんかんを背景として，自殺企図および自殺のリスクが上昇することが指摘されています[104]。

▶Case 19 ◀

　20代後半の女性。5歳のときにてんかん発作を初発。発作のたびに「嫌だ，嫌だ」という**言語自動症**[▸24]［☞39頁］を多くの場合伴い，その後しばしば口部自動症が続発していた。

　この女性は当院を初めて訪れるまで，20年以上にわたって3つの異なる病院で治療を受けていたが，ナトリウムチャネル遮断薬が一度も投薬されていなかった。そして，毎日薬を服用していたにもかかわらず，夢の中にいるかのような感覚になってしまう前兆とそれに続く意識消失発作は，毎週のように続いていた。当院受診後，カルバマゼピンの投与開始で発作は劇的に抑制された。しかし予期せぬことに，発作のコントロールに成功した3年後，患者は自殺未遂のため父親に連れられて当院を訪れた。診察時，彼女は落ち着いた様子で，いくら聞いても困ったことはないと言い，二度とそんなことはしないと約束した。自殺が既遂されてしまう可能性を考え，とりあえず一時的に観察のため入院することを強く勧めたが，結局，迷った末に父親は彼女を連れ帰った。その2ヵ月後，彼女の自殺企図は今度は既遂となった。

3 ディスチミア様障害

　うつ病の自己評価尺度が高得点であるてんかん患者の70％では，一般的な特発性うつ病とは違い，断続的に強い易刺激性を示す特異なうつ状態を示します[144]。このような状態を間欠性症状を伴う**ディスチミア**[▸48]様障害（dysthymia-like disorder with intermittent symptom）と呼び，抗うつ薬を新たに投与するよりも抗てんかん薬を変更するほうがより大きな効果を示す傾向があります。

B　抑うつ状態　　067

Case 20

　初診時，40代前半の主婦。10歳のときに意識減損発作で初発。てんかんセンターを含む複数の病院で治療が行われたが，発作は抑制されなかった。当院初診時，意識消失発作は毎週起こっていた。すでに2種類の選択的セロトニン再取り込み阻害薬（SSRI）[▶49]（パロキセチン40 mg/日，セルトラリン最大100 mg/日）が試されていたが，「うつ」と称される症状に対してはっきりとした効果はみられていなかった。MRI検査で左海馬硬化が認められたが，患者も家族も外科的介入は絶対に嫌だと断った。発作間欠期の頭皮上脳波では左中側頭部に繰り返し鋭波が確認された。前医ではフェニトイン，フェノバルビタール，ゾニサミド，カルバマゼピンが投与されていた。自己記入式のうつ病尺度であるベック抑うつ質問票II（BDI-II）[▶50]の結果は，中等度の抑うつを示す25点であった。

　初診時，この女性は10,000字以上の長い質問リストを用意し（過剰書字[▶51]），「先生が全部の質問に答えてくれるまで私は治療を拒否します」と宣言した。担当医や担当医の家族についてのプライ

▶48 **ディスチミア**：ディスチミア (dysthymia) は，気分変調症と訳されることが多い。DSM-IVでは，2年以上大うつ病の基準には達しない程度の抑うつ症状や疲労感が遷延性に持続するような状態を指す。DSM-5-TRでは，持続性抑うつ症 (persistent depressive state) と言い換えられている。てんかんの場合には，イライラ感が前景に出ることが特徴で，無気力や自己肯定感の低下を特徴とする典型的なディスチミアとは異なった症状プロファイルとなることが多い。したがって，てんかんの場合には，DSM-5-TRの持続性抑うつ症という用語よりも，気分変調症のほうが，実態に沿っている。

▶49 **選択的セロトニン再取り込み阻害薬（SSRI）**：選択的セロトニン再取り込み阻害薬 (selective serotonin reuptake inhibitor：SSRI) は比較的新規の抗うつ薬。三環系や四環系のような従来の抗うつ薬と比較して，口渇，体位性低血圧，排尿障害などの副作用の発現頻度が低い。

▶50 **ベック抑うつ質問票II（BDI-II）**：ベック抑うつ質問票II（Beck Depression Inventory：BDI-II）は，うつ病の自己記入式の評価尺度の第2版で，1961年に開発され，1996年に改訂された。21項目からなり，抑うつの重症度を評価でき，治療の有効性や寛解したかなどについて経時的に評価できる。ただし，診断テストではないので，うつ病の診断に用いることは本来は適切ではない。成人用。

▶51 **過剰書字**：薬物抵抗性の側頭葉てんかんや，最近では前頭側頭型認知症との関連が指摘されているゲシュヴィント・ガストー症候群の1症状。ゲシュヴィント・ガストー症候群には，過剰書字以外に，性衝動の低下（時には変化），宗教性・情動反応の亢進，行動の迂遠さなどが含まれる。
・Benson DF（1991）[PMID：2003418]

ベートな質問も含まれていたので,「この質問は今回の治療に関係がありますか」と努めて刺激しないような口調で尋ねたが,女性は激昂して,「私たち患者は自分の個人情報をすべてさらけ出しているのに,先生たちが自分のことを言わないのはまったくフェアじゃない」とまくしたてた。

　結局,この初診時には,2時間近くの診療時間を要したが,精神症状もてんかん発作も最大限何とかするように努力はするが,どちらかを優先せざるを得ない場合があり,どちらを優先するか決めてもらわなければならないことを説明し,最終的に,本人とその家族は精神症状の改善を優先することになった〔共同意思決定(SDM)[♪52]〕。ゾニサミド,フェニトイン,フェノバルビタールを中止し,カルバマゼピンのみに投薬を収斂したところ,極端な憤怒発作は大幅に減少した。さらに,ラモトリギンを追加した結果,発作の回数を増やすことなくBDIスコアも改善した。

　この症例では,BDIスコアで判定してしまうと,DSM-5で定義されていた大うつ病性障害(MDD)患者での通常のうつと区別はつかなくなります(BDIスコアはもちろんもともと診断のためのスコアではないので当然といえば当然ですが)。しかし,この事例の女性に実際に接すれば,初診時の飽くなき要求と活動性の高さは,標準的なMDDでの気力や活動性の低さとは真逆の様相を呈していることは明らかです。

♪52 共同意思決定(SDM):共同意思決定(shared decision making:SDM)は,専門医と患者(およびその家族)が参加し,最善のエビデンスに基づいて一緒に意思決定を行うプロセス。医学的に受容可能な選択肢が複数存在する状況では,意思決定を医療側と患者・家族側とで共有することが必要となる。専門医は,医学的に許容される可能性を提供し,それぞれの選択肢のリスクとベネフィットを説明した上で,患者やその家族の根底にある希望を積極的に掘り起こし,可能な形に落とし込む手助けをすることが期待されている。てんかんでは,特に,発作コントロールを犠牲にして精神症状を緩和する,あるいは発作をコントロールするために最小限の認知機能低下を許容するなど,いくつかの「不快な」選択肢しかない場合には,SDMが必須である。
・Pickrell WO, et al(2015)〔PMID:25862468〕

B　抑うつ状態　　069

Clinical tips 7

てんかんがあり，さらに精神症状を伴って来院された患者・家族においては，初診時に患者・家族を治療チームの一員と考えて，どの症状を優先して治療するかを一緒に選択する共同意思決定（SDM）を行う必要がある。

　また，ディスチミアを呈する事例では，発作間欠期抑うつ状態と発作後抑うつ状態が不可分に混在している事例も少なからずあり［**Case 9** ☞ 44 頁］，治療的アプローチをさらに複雑にしています。「発作後抑うつ」の項［**Step 2-1** ☞ 44 頁］で述べたように，このような患者では，発作治療と精神症状治療のどちらを優先すればよいか，担当医自身にとっても難しい選択になる場合が多いのです。

4　パーソナリティ障害の様相を呈するディスチミア様障害

　てんかんを持つ人が抑うつ状態になると，抑うつの一部の要素だけが際立つことがあります。そのような場合，たとえば粘着性だけが前景に現れていた場合に，それが薬剤性のものであっても，他院で投薬後，粘着性がすでに生じた状態で自分のところに初診した場合には，その人のもともとのパーソナリティと区別することは容易ではありません。

▶Case 21 ◀

　現在 45 歳の数学教師は，20 代前半で初めて意識消失発作を起こした。原因は海綿状血管腫 [▸53] であると分かり，30 歳のとき，血管腫は手術で取り除かれた。しかし，発作は起こり続けたため当科に来院した。初診時，この男性は，「専門医なら抗てんかん薬を増やさずに発作をコントロールすることができるはずだ」と執拗に要求した。薬剤を変更しても発作を減らすことはできるかどうか分からないが，薬剤を変えなければ発作にアプローチすることは少なくともここではできないと説明すると，押し問答の末に，男性は薬

の変更に同意した。すでにナトリウムチャネル遮断薬が投薬されていたため，トピラマートの1日量をそれまで処方されていた200 mgから400 mgへと徐々に増やしていった。発作は激減したが，体のあちこちの不快感が不定愁訴的に訴えられ，毎回，診察中は同じやりとりが堂々巡りに続き，診察を終了するのは容易ではなかった。常に細かな問題にこだわり，受付にも頻繁にクレームをつけるため，男性と接しなければならない受付の事務職員は毎回対応でくたくたになる状態であった。こうした粘着的な行動は，初診時から続いていたため，当初は男性のパーソナリティの特性であると思われたが，もしかすると投薬が何らかの悪影響を及ぼしているのではないかという意見が問題事例のケースカンファレンスで挙がった。それを受け，この現状を再度本人と別途時間を取って話し合い，抗てんかん薬の精神科的副作用が行動に大きな影響を与えている可能性を説明した。男性自身は自分の粘着的な行動に自覚的でなく，問題だとは思っていなかったために，この副作用を軽減することの優先順位を高めるよう説得するには長い時間がかかったが，何とか同意を得ることができた。これを受けてトピラマートを漸減・中止したところ，患者の粘着的なこだわりは次第に軽減し，最終的にはまったくなくなった。幸いなことに発作の頻度に変化はなかった。

▶53 **海綿状血管腫**：海綿状血管腫の最も大きなリスクは，脳内出血によって脳の機能に影響を与えるような症状が出現することである。他方で，たまたま検査で見つかった症例では，こうした出血リスクは大きくない。てんかん発作は，無症候性微小出血を繰り返すことによって誘発されると考えられている。5年以内にてんかんを発症するリスクは，脳内出血をきたした患者では6％，偶発的に検査で発見された患者では4％と報告されている。海綿状血管腫を有する患者では，いったんてんかん発作が起こると比較的難治に経過する傾向があり，てんかん診断後5年の経過で2年間発作がない状態が達成できるのは約半数にとどまる。薬物療法でコントロールできないてんかん発作が残存する場合は，早期の外科的介入を考慮すべきであるとされる。
・Akers A, et al（2017）［PMID：28387823］
・Josephson CB, et al（2011）［PMID：21536634］

C 精神病

　抗てんかん薬によって誘発される精神病は，易怒性やうつ状態ほど頻度は高くないとされています[51]。しかし，その生活への影響は甚大で，予想以上に大きいものです。さらに，すでに **Step 0** で指摘したように，てんかん治療に携わる医療従事者の多くは精神科臨床についての訓練を受けていないことが多く，軽い精神病の徴候を見過ごしてしまいがちです。てんかん治療に携わる脳神経内科医は，抗てんかん薬投与開始後に精神病が発現しうることを自覚しておく必要があります。

1　交代性精神病

　すでに紹介したように，交代性精神病 [▶4] [☞ 11 頁] とは，てんかん発作の消失ないしは劇的な減少に伴って，代わりに精神病が現れるようになることです。抗てんかん薬に関連して起こる精神病の代表的な表現型です。

▼Case 22 ◢

　20 代後半の女性。3 歳時に右上肢の一過性麻痺を伴う熱性けいれん重積 [HHE 症候群 [▶23] ☞ 39 頁] の既往あり。精神疾患の家族歴はない。12 歳から，意識消失発作と上腹部不快感 [▶47] [☞ 66 頁] の前兆が開始。ナトリウムチャネル遮断薬を含む当時投与可能な抗てんかん薬を最大限試したが，意識消失発作は毎週起こり，3，4 ヵ月ごとに強直間代発作も起こっていた。

　22 歳のとき，高用量フェニトイン単剤療法（25 µg/mL）を試したところ発作は完全にコントロールされた。しかし，次第に，周りの人が自分のことを噂しているのではないかと頻繁に感じるようになり，誰かに監視されているのではないかとも感じるようになった。てんかん発作が消失して数ヵ月後，こうした関係念慮 [▶54] は

ますます強まり，ついには，両親が彼女の心臓に通信装置を埋め込んで，自分の考えたことが逐一伝わってしまっているという確信を抱くようになった。日常生活を大過なく過ごしていたため主治医も家人も彼女の大変な状況に気づかなかったが，あるとき家においてあった『家庭の医学』の統合失調症の項目に自分の体験とそっくりの状況が書かれていたために驚いて主治医に相談した。驚いた主治医が，フェニトインをカルバマゼピンに切り替え，少量のハロペリドール [♦55]（3 mg/日）を導入したところ，こうした奇妙な考えは2週間ほどで完全に消失したが，同時に意識消失発作は再燃した。

　25歳のとき，彼女はビガバトリン [♦56] の臨床試験に参加し，その結果，同様に発作の消失とともに精神病が出現する交代性精神病が生じている。

　交代性精神病に対して，ドパミン遮断薬 [♦57] は，精神病の緩和に有用であることが多いですが，抗てんかん薬の変更なしでは，完全な回復は望めないことが多いと知られています[44]。

♦54 **関係念慮**：たまたま出くわした些細な出来事を，自分と関係づけて裏読みしてしまう傾向。いわゆる自意識過剰とも言える。多くの場合，被害的な意味づけになりやすい [**Step 0**，*Clinical tips 1* ☞ 10頁]。精神病体験の始まりだけでなく，思春期あるいは若年成人もこうした傾向を示しやすいことが知られている。
　　・Rodríguez-Testal JF, et al（2019）[PMID：31340191]

♦55 **ハロペリドール**：以前は抗精神病薬として最も広く使われていたドパミン遮断薬。この薬剤は，ドパミン作動性経路の1つである側坐核と中脳の腹側被蓋野を結ぶ中脳辺縁系経路を遮断する。ハロペリドールのような古いタイプの抗精神病薬は，妄想・幻覚体験の原因とされる中脳辺縁系経路だけでなく，他の3つのドパミン作動性経路も遮断するため，錐体外路徴候（線条体-黒質経路），アパシー（中脳-皮質経路），女性化乳房（漏斗-下垂体経路）のような好ましくない副作用が生じることが多い。古いタイプの抗精神病薬は一般に「定型」と呼ばれ，新しいタイプの抗精神病薬は「非定型」と呼ばれる。クロルプロマジン [♦82]［☞ 107頁］，リスペリドン [♦61]［☞ 75頁］，アリピプラゾール，プロラクチン値の上昇 [♦108]［☞ 157頁］も参照のこと。

♦56 **ビガバトリン**：焦点てんかんおよび結節性硬化症に伴うてんかん性スパスムに高い有効性を示す抗てんかん薬。本剤を連用した患者の半数近くに両鼻側半盲が認められたため，現在では主に結節性硬化症に伴うてんかん性スパスムに限定して使用されている。この薬剤はうつ病や精神病の発症率を高めることでも知られている。
　　・Levinson DF, et al（1999）[PMID：10534259]
　　・Wild JM, et al（2007）[PMID：17635558]

C 精神病

2 急性一過性発作間欠期精神病

てんかんに関連する精神病状態は，発作の出現によって誘発される
ものと発作間欠期に発作の出現とは独立して出現するものに一般的に
は大別され，さらにもう１つの軸としては急性一過性の場合と慢性
の場合に分けられます。交代性精神病は，急性一過性発作間欠期精神
病 [▸58] の１つのタイプで，急性一過性発作間欠期精神病の中には，
抗てんかん薬を切り替えて精神病が消失しても，てんかん発作が再燃
しない場合が実際にはあります。

▼Case 23 ◢

20 代前半の主婦。３歳のとき，インフルエンザから回復後にて
んかん発作重積状態を発症し，その後，強直間代発作を毎年１，２
回繰り返していた。中学生のときに発作はいったん自然に消失した
が，高校入学後に再燃した。再燃後，強直間代発作は月 2，3 回に
増加し，その前に心窩部痛が前兆として出現するようになった。当

▸57 ドパミン遮断薬：精神病を，意識清明な状態での妄想・幻覚体験と定義した場合，
それはドパミン作動性中脳辺縁系経路の過剰な機能によって引き起こされていると
する考えがある。ドパミン遮断薬は，この経路を遮断することによって妄想・幻覚
体験を抑えようという考えで開発された。比較的新しく開発された非定型抗精神病
薬と従来の定型抗精神病薬に分けられる。前者はさらに，セロトニン・ドパミン拮
抗薬 [リスペリドン [▸61] ☞ 75 頁]，多元受容体作用抗精神病薬 [オランザピン
[▸62] ☞ 78 頁]，部分作動薬（アリピプラゾール）に，後者は低力価定型抗精神病
薬 [クロルプロマジン [▸82] ☞ 107 頁] と高力価定型抗精神病薬 [ハロペリドー
ル [▸55] ☞ 73 頁] に細分される。

▸58 発作間欠期精神病：発作間欠期精神病はてんかんに随伴する精神病の一型。てんか
ん発作とは時系列的に独立して起こる。急性型と慢性型に分けられる。急性発作間
欠期精神病の代表例は交代性精神病である。てんかん患者における慢性精神病の現
代的な概念は，Slater & Beard（1963）によって最初に明確に輪郭づけされ，て
んかんに伴う精神病体験に関連する主だったクリニカルクエスチョンは彼らの論文
でほぼ出尽くしている。たとえば，「てんかん患者における精神病は，てんかんその
ものの直接的な結果なのか，てんかんによって誘発された統合失調症なのか」「てん
かん患者における精神病は１つなのか，複数なのか」「てんかん患者における精神病
は統合失調症やそれに関連した病態と症候学的に違いがあるのか」「てんかん患者の
精神病は側頭葉てんかんに特異的に関連するのか」などである。交代性精神病 [▸4]
[☞ 11 頁]，発作後精神病 [☞ 38 頁] も参照のこと。
・Slater E, et al.（1963）[PMID：13989174]
・Trimble M：The Psychoses of Epilepsy. Raven Press, 1991

院初診時，トピラマート 200 mg，バルプロ酸 600 mg，**ガバペ****ンチン** [▶59] 400 mg が処方されていた。紹介により当科初診の際，この女性は精神病状態で，かつ妊娠した状態であった。

彼女の訴えは具体的には，「携帯電話内の私の個人情報が密かに抜き取られて，放送されています。素性の知れないヘリコプターが私を監視していて，毎分ごとに私の行動を記録しています。マスクをしている人たちは私の心を読んでいます。」といったものだった。脳波では，前側頭部に棘波が左右独立して記録された。

バルプロ酸は催奇性が高く，焦点性てんかんには有効性が相対的に低いために中止，ガバペンチンは効果が相対的に低いためこれも中止，トピラマートも催奇性が相対的に高く精神病状態の誘発と関連するため中止した。ラモトリギンとカルバマゼピンを新たに導入することは妊娠中に皮疹を発症させるリスクがあるため，ためらわれた。このためトピラマートと比べると**一級症状** [▶60] をきたすことが相対的に少なく，催奇性も少ないレベチラセタムに変更を行い，**リスペリドン** [▶61] を 1 日 2 mg の用量で追加した。2 週間ほどで，てんかん発作は再燃することなく，精神病症状は完全に消失した。精神病症状消失後，2 週間後にはリスペリドンも中止した

▶59 **ガバペンチン**：焦点てんかんに適応がある抗てんかん薬であり，安全性が高いが，有効性は限定的である。

▶60 **一級症状**：クルト・シュナイダー（Kurt Schneider）という精神症候の分類の基礎を作ったドイツの精神科医が，統合失調症を診断する際に特異的な診断的価値があると考えた症状。被影響体験（飲みたくないのに無理やり水を電磁波で命令されて飲まされる），思考伝播（自分の考えがテレビで放送される），コメントする幻聴（いちいち自分が何かをするたびにコメントしてくる），考想化声（考えたことがそのまま声になって聞こえる），妄想知覚（タオルが立てかけてあったから「タオレロ」という命令だ）などが代表的な例。交代性精神病やステロイド精神病などでは盛んに表出されるので統合失調症に特異的というわけではないが，ドパミン遮断薬への応答性は高い。
・針間博彦．Schneider の一級症状の位置づけ―ICD-11 と DSM-5 の相違点―. 精神神経学雑誌 124：651-652, 2022

▶61 **リスペリドン**：抗精神病薬の一種。ドパミン遮断作用に加え，セロトニン受容体（5-HT_2）も阻害するため，ドパミン遮断作用によって阻害されていた線条体-黒質経路を再活性化し，パーキンソニズムなどの錐体外路作用を防ぐメカニズムを持つ。セロトニン・ドパミン拮抗薬であるこのタイプの新規抗精神病薬は，旧来の抗精神病薬に比べて「非定型抗精神病薬」と呼ばれている。**ハロペリドール** [▶55]［☞ 73頁］も参照のこと。

が，精神病の再燃はなかった。出産は無事行われ，母子ともに問題はなく，このエピソード後，発作も精神症状も 5 年以上再発していない。

　ドパミン遮断薬は，多くのてんかんによる急性精神病において，精神病が消失すれば速やかに中止できることに留意すべきです（このことは **Step 3** でもう一度取り上げます☞ 158 頁）。以下は，てんかん患者において抗てんかん薬によって精神病が誘発されたことが疑われる場合に役立つ臨床上のヒントです。

Clinical tips 8

①可能であれば，ネガティブな向精神作用のある抗てんかん薬（表6 ☞ 23 頁）を，精神症状を緩和させる可能性のあるカルバマゼピン，ラモトリギン，バルプロ酸などに切り替える。
②必要であれば，ドパミン遮断薬を適宜処方する。
③精神病から完全に回復したら，少なくとも 3〜6 ヵ月以内にドパミン遮断薬の中止を試みる。

　抗てんかん薬の向精神作用に関する評価は特にフェニトインの評価をめぐって一致していません。これは，広く処方される抗てんかん薬が時代とともに大きく変化したこと（例：20 世紀のフェニトイン，21 世紀のレベチラセタム），および精神病の定義（例：幻覚・錯覚体験によって定義されることもあれば極端な逸脱行為によって定義される場合もある）も原因の一端であると思われます[53, 135]。また，フェニトインの場合，用量によっても評価が変わる可能性があります。**Case 23**［☞ 74 頁］で示したように，実臨床においては，これまでのさまざまな知見を参照してよりましだと思われる選択肢を選ぶ必要があります。

　現時点ではレベチラセタムを精神病の出現と関連づける有力な論文がいくつか出ていますが[53]，その場合，極端な逸脱行為が精神病の定義に含まれており，典型的な精神病状態における一級症状ではないことは，場合によって参考にする必要があるでしょう。レベチラセタム

ではトピラマートと比べて，一級症状ではなく通常の精神科診断には当てはまりにくい精神症状を誘発しやすいとの報告もあります[210]。

3　薬の切り替えによる発作後精神病

　抗てんかん薬の切り替えを行っている最中に発作後精神病が誘発されることがあり，注意が必要です。ナトリウムチャネル遮断薬同士のような同効薬同士の間の切り替えでも，稀ではありますが，てんかん発作が誘発され，発作後精神病につながることがありえます。

▶Case 24 ◢

　40代前半の女性。20代前半に強直間代発作と意識消失発作で初発。ここ数年間は，発作はカルバマゼピン400 mgでコントロールされていた。彼女の夫は，抗てんかん薬を含む神経系に作用する薬は体に悪いというネット情報を信じていて，この女性に何度も抗てんかん薬の服用を止めるように迫っていたが，女性は相手にしていなかった。

　ところが，初診から2年後，近くの内科医からコレステロール値の上昇を指摘され，カルバマゼピンの服用が原因であると説明されたため，カルバマゼピンを他の抗てんかん薬に変えてほしいと相談を受けた。そのため，ラコサミド200 mgへの切り替えが行われた。この切り替えから1ヵ月経った頃に，彼女は突然外来を訪れて涙ながらに「私は結婚前に夫を裏切っていて，それをずっと秘密にしてきました。罪悪感でいっぱいで，自分を許せません」と告白し始めた。それまでの外来の診察でも，夫との関係に問題があることを常日頃から訴えていたため，傾聴を心がけ，「結婚前でご主人とまだお付き合いをする前のことですし，気に病まれる必要はないと思いますよ」と声掛けをして診察を終えた。帰宅した彼女はその晩一睡もせずに夫に対して，20年前の自分の裏切りを大声で泣きながら謝り続けたため，夫に連れられて夜間の救急外来を受診した。

　当直医による夫への問診で，その前夜，強直間代発作が起こって

C　精神病　　077

いたことが判明。彼女は極度の興奮状態にあり，過去の過ちについて絶え間なく支離滅裂な言葉を発し，床に頭部を打ちつけて謝り始めたため，医療保護入院となり，さらに保護室入室となった。**オランザピン** [▸62] の筋注が行われ，ようやく睡眠導入することができた。数日で興奮は消失し，2週間で精神症状は完全に寛解し，カルバマゼピンに抗てんかん薬は再置換された。以降，精神症状もてんかん発作も再燃していない。

この症例では，外来に突然来院し，告白を行うという通常のこの女性の振る舞いからは大きく逸脱した行動とその際の異様に切迫した様相を見逃して帰宅させてしまったことが夜間の急性精神病状態につながったと推察されます。「告白」を，それまでの女性の家族関係から了解可能な心理的な反応と考えてしまったのはやむを得ないところもあったと思われますが，側頭葉てんかんにおいて抗てんかん薬の切り替えを行った後であることを考えれば，直前にてんかん発作が起こっていなかったかどうかを尋ねるべき事例です。

▸62 **オランザピン**：多元受容体作用抗精神病薬（multi-acting receptor targeted antipsychotics：MARTA）と呼ばれ，ドパミン，セロトニン受容体だけでなく，アドレナリンα1受容体やヒスタミンH1受容体などにも作用するため鎮静作用が強い。肥満や糖尿病のリスクを高めることが知られている。

3 基礎疾患が精神的問題を引き起こしている場合

　この節では，てんかん発作と精神的問題の双方が，同じ基礎疾患から起こってはいるものの，基本的には無関係で相互に独立した形で起こっている場合を考えます．実際には，知的障害や自閉スペクトラム症なども，見方によってはこのカテゴリーに含まれてしまいますが，本節では，精神症状がてんかん発作によるものと解釈されてしまって，基礎疾患に対する鑑別診断の検索が遅れてしまう可能性のある病態を中心に解説します．自己免疫性脳炎はその代表例です．

A 自己免疫性脳炎——抗NMDA受容体脳炎

▼Case 25◢

　30代前半の女性．結婚予定の男性は離婚協議がまだ決着のついていない状態であった．当院を初めて訪れた8日前，女性は自宅でくつろいでいるときに話し出すと次第に止まらなくなり，まるで人が変わってしまったかのように興奮し出したため，心配した家人が翌日に，すぐに予約の取れた近所の精神科クリニックに連れていった．担当精神科医は人が変わったようになったのは付き合っている男性の離婚協議が難航しているための心理的ストレスによる解離状態［↓19］［☞34頁］だと判断し，鎮静のために少量のオランザピンを処方した．当院の診察を受ける6日前から，絶対覚えているはずの予定をよく覚えていないなど，ストレスによる変調にしては納得のいかない症状があるように感じた家人は，セカンドオピニオンの必要があると考え，精神科病院にこの女性を連れていった．しかし，その病院の精神科医も，解離性障害だと判断したため，家人が女性を連れ帰ろうと病院の受付で会計をしていると，職員の若干

横柄な対応に激怒した女性が，その職員に殴りかかって大声で叫び始めたため，駆けつけた精神科医は医療保護入院を提案したが，家人は拒絶。自宅に女性を連れ帰った。その後，当院初診の3日前，昼食後に後弓反張[▸63]の発作が起こった。その日の夕方，2度目の後弓反張発作が起こり，今度は失禁も伴った。翌朝，3回目の発作の後，当院救急外来を受診。しかし，血液検査，脳波，MRIを含め，特記すべき所見はなく，発熱もなく（36.4℃），項部硬直を含め神経学的所見も認められなかった。このため，夜勤帯の脳神経内科医は精神科的な問題だと判断し，再度，精神科医を受診することを勧めた。

　当科初診時，再度行った検査では，クレアチニンホスホキナーゼ[▸64]のわずかな上昇を除いて血液学的検査ではやはり異常はなく，再検したMRIでも明確な所見はなかった。わずかな体温上昇（37.4℃）を除いて，身体所見も神経学的所見もやはり認められなかった。その時点では，時間単位で何度も出現していた後弓反張発作の発作時脳波記録でも，筋電図が前面に出ているだけで明確な所見は検出できなかった（図10A）。しかし，何度か脳波記録を繰り返したところ，最終的には左前側頭部に由来するてんかん性活動が確認された（図10B）。婦人科医に卵巣検査を依頼したところ，巨

▸63　後弓反張：背中と頭が極端に反って体全体が弓なりになった異常な姿勢。脳神経内科系の総説では，脳髄膜炎や種々の神経変性疾患で出現することが指摘されている。他方でほとんどの精神科医は，後弓反張と聞いてAndré Brouilletが描いた『サルペトリエールでの臨床講義』という有名な絵を思い浮かべるであろう。この有名な絵画では，神経学の父Jean-Martin Charcotとその弟子たちの前で，これも有名なMarie Blanche Wittmannが後弓反張を示している様子が描かれている。絵画の中では，奥の壁に後弓反張の姿勢にある患者の絵が掛けられており，当時この徴候が広く認識されていたことを物語っている。

▸64　クレアチンホスホキナーゼ：クレアチンキナーゼ（creatine kinase：CK）の旧称。クレアチン酸をリン酸基とクレアチンに分解し，アデノシン二リン酸（ADP）にリン酸を提供して筋肉が作動するエネルギー源となるアデノシン三リン酸（ATP）を供給する。逆に筋肉が稼働していない状態においては，クレアチンとリン酸基を合成してクレアチン酸にし，エネルギーを蓄えるのを促進する双方向性の作用を示す。筋肉の稼働は，血中CK濃度を上昇させるが，骨格筋や心臓など，CKを多く含む組織の損傷も同様に血中CKを上昇させる。てんかんにおけるけいれんは，激しい筋肉の稼働のためにCKは上昇する。

・Brigo F, et al（2015）[PMID：24824225]

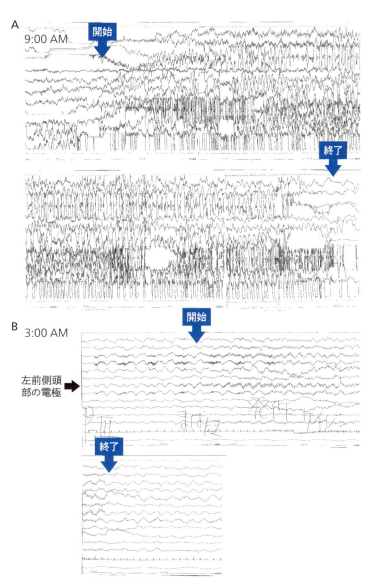

図10　Case 25 の後弓反張発作時脳波記録

A：矢印付きの四角で示した開始と終了は，後弓反張発作の開始と終了を示している。筋電図の基線の動揺のため，てんかん放電の有無は確認できない。この脳波記録では，てんかん発作後によく出現する徐波も出現していないように見える。
B：同じ Case の別の後弓反張時の発作時脳波。左前側頭部の電極から始まるてんかん性活動を確認できる。

大な卵巣奇形腫があることが確認され，同日深夜に呼吸停止が起こり，挿管が行われた。その後の免疫療法と奇形腫の外科的切除により，女性はわずかな記憶障害を残すのみで，1ヵ月ほどで急速に回復した。NMDA受容体に対する抗体 [▸65] が強陽性であったことが事後的に確認されている。

B 自己免疫性脳炎——抗LGI1脳炎

精神症状やてんかん発作がゆっくりと進行する場合もあり，さらに誤診が生じやすい状況が生まれることになります。

▼Case 26 ◢

イタリアンレストランのシェフである70歳の男性。当院初診1年くらい前から，新しい調理器具の名前を思い出せなかったり，もともと温厚な人柄であったのが，人が変わったように新しいスタッフを叱ったりするようになった。それまでとは別人のような振る舞いを心配した家人が近医に連れていったところ，MMSE [▸66] は正常（30点）であったが，急に性格が変わったのは何らかの認知症ではないかと言われて抗認知症薬が処方された。7ヵ月後，睡眠中に強直間代発作が出現。1ヵ月に4回も起こったため，バルプロ酸400 mgが開始され，発作はそれでコントロールされた。しか

▸65 抗NMDA受容体脳炎：N-メチル-D-アスパラギン酸受容体に対する抗体の生成と関連して起こる自己免疫性脳炎。若年成人（特に女性）に好発し，激越な精神病状態および急性または亜急性の認知機能障害が現れる。急速に進行し，初期の精神症状から始まり，てんかん性ないしは非てんかん性の激しい不随意運動に続き，最終的には呼吸停止や昏睡に至る場合もある。卵巣奇形腫を合併することが多い。多くの症例で免疫療法と卵巣奇形腫の切除が有効である。
・Dalmau J, et al（2019）[PMID：31326280]
▸66 MMSE：MMSE（Mini-Mental State Examination）は一般的な認知機能を調べるのに5〜10分しかかからない簡易な検査である。最高点数は30点で，23点を下回ると全般的な認知機能の低下を示すと評価される。アルツハイマー病のスクリーニング検査として最もよく使用されている検査の1つである。

し，男性の精神的な異常は次第にエスカレートし，歯磨き粉と洗顔料を間違えたり，庭に誰かいると白昼に騒ぎ立てたりなどの行動が散発的に起こるようになった。家人は「てんかんによる精神症状」だと説明を受け，何件かの病院で治療を受けたが症状が改善しないため，数ヵ月後に当院を受診した。

初診時の MMSE は，1年前と比べ大幅な悪化が認められた（18点）。診察中に左側口唇のチック様運動と同時に起こる左腕の短い屈曲からなる1秒程度の意識減損を伴わないけいれん発作が，頻繁に観察された。これらの発作は，当院初診の3ヵ月前から始まっていたとのことであった。血液検査では，軽度の低ナトリウム血症も認められた（132 mmol/L）。MRI では，左扁桃体-海馬領域にやや高信号強度の領域が認められた（図11）。**抗 LGI1 脳炎** [▶67]

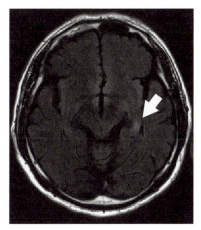

図11 抗 LGI1 脳炎疑い（Case 26）の MRI FLAIR 画像
左側の扁桃海馬領域にやや高い信号強度が認められた（⇨）。

▶67 **抗 LGI1 脳炎**：自己免疫性脳炎の1つ。faciobrachial dystonic seizure [▶68]［☞次頁］が抗 LGI1 脳炎の特徴的な臨床症状である。軽度の低ナトリウム血症を伴うことがある。発症時の平均年齢は50代後半で，主に男性が罹患する。数ヵ月かけて緩徐に進行する。てんかん発作を伴うことが多い。通常，免疫療法によく反応する。
・van Sonderen A, et al（2016）［PMID：27485013］
・Li LH, et al（2018）［PMID：30332659］

が強く疑われ、事後的であるがVGKC抗体はきわめて高値（810.8M）であった。ステロイドパルス療法によりチック様運動は即座に消失し、認知機能は劇的に改善した。

　顔面および上腕部のチック様運動は faciobrachial dystonic seizure [▸68] と呼ばれ、抗LGI1脳炎の特徴的な徴候と考えられています。脳梗塞などを伴わない高齢者てんかんは精神医学的合併症を伴わずに容易にコントロール可能なことが大半であることを考慮すると、特発性に見える高齢発症てんかんにおける精神症状が月単位で進行する認知機能症状とともに出現した場合は、背景疾患の検索に特別な注意を払う必要があります[166]。

Clinical tips 9

特発性にみえる高齢発症てんかんにおいて、月単位の認知機能の悪化や精神症状が出現した場合、背景疾患が存在しないか特別に入念な検索が必要である。

C　自己免疫性脳炎——抗GAD脳炎

▶**Case 27** ◢

　20代前半の女性。初診の3ヵ月前に初めて強直間代発作を起こした。発作の前に周囲の話し声がだんだん大きくなるような奇妙な感覚を覚え、最後には意識障害に至った。患者は近くの救急外来に搬送されたが、MRIも脳波も、特記すべき所見は得られなかった。

▸68 faciobrachial dystonic seizure：顔面および腕が同時に瞬時に収縮するのが特徴で、短時間の間に群発し、連日起こる。強直性筋収縮の分布は、代表的な症例では顔面下部と同側の腕に及ぶ。発作時にもてんかん様放電は脳波上検出されない。意識は完全に保たれている。
・Schmerler DA, et al（2016）[PMID：26857958]

2回目の強直間代発作は数日後に起こり，初回の発作のときよりも周囲の会話はもっと大きく聞こえてから意識がなくなった。2回目の発作後，脳神経内科医がレベチラセタムを1日1,000 mg処方し，けいれん発作は抑制された。

しかし，2回目の発作が起こってから，過去に経験したさまざまな光景が鮮明に思い浮かぶ現象が発作性に起こるようになった。不可解なことに，経験している最中はその体験はきわめて明瞭であるのに終了するとそれがどんな光景だったのかを彼女は説明することができなかった。こうした回想発作の頻度は週単位で，さらにこのような回想と同時に，あるいはそれとは独立して，心窩部痛もしばしば発作性に生ずるようになった。さらにてんかん初発時にはなかった記銘力の低下を訴え，その日の朝食に何を食べたかを聞いても思い出せなくなった。てんかんによるものとしては進行が速すぎる記銘力の低下と訴えの多彩さから，担当医は，2回目の強直間代発作の後に出現してきたこうした症状は心因的なものではないかと判断し，当科に紹介となった。

MRIのFLAIR画像では，両側の海馬領域に高信号強度の領域が認められた（図12）。**GAD抗体**[69] レベルが非常に高いことが分かり（200万U/mL以上，標準値は5 U/mL以下），自己免疫性脳炎と診断された。

この患者を紹介した担当医が正しく判断したように，てんかん発作だけで月単位でこれほどの記憶障害が起こることは通常は考えにくいと言えます。さらに，重篤な背景疾患がない場合，異なる皮質領域に由来すると考えられる複数の前兆感覚が，相互に独立した形で同時に

▸69 **抗GAD脳炎**：GAD抗体はStiff-person症候群，小脳性運動失調，眼球運動障害，てんかん，辺縁系脳炎など，多岐にわたる異なった神経系の疾患と関連している。抗GAD抗体脳炎では，運動障害を伴わない場合，てんかんの頻度は高い。患者の約半数で認知機能障害が出現する。精神症状は稀。発症年齢の中央値は30代前半である。診断時にはQOLは保たれていることが多い。
・ Daif A, et al（2018）［PMID：29433947］
・ Vinke AM, et al（2018）［PMID：29579551］

C　自己免疫性脳炎──抗GAD脳炎

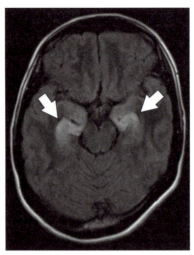

図 12　抗 GAD 脳炎（Case 27）の MRI FLAIR 画像
両側の海馬領域に高信号強度が認められた（⇨）。

生じることは稀です．この患者には，てんかん発作だけから起こる現象としては例外的な 2 つの出来事が起こっていたことから，てんかんの診療に詳しい医師であるほど，てんかん以外の要因が関与しているのではないかという印象を持つ可能性が高くなります．しかし，てんかん以外の要因とはこの事例の場合，心理的要因ではなく器質的な背景疾患の悪化でした．

Clinical tips 10

> てんかんの発症が半年以内の患者において，月単位で進行する記銘力障害あるいは複数の離れた脳の領域に対応する前兆を伴う場合，治療可能な脳の器質的疾患を徹底して除外する必要がある．

D 膠芽腫

　次の事例は，急性症候性発作の例ですが，てんかん発作と精神症状が共通の基礎疾患から生じているが，精神症状は直接基礎疾患から生じており，てんかん発作は精神症状の発現にはほとんど関与していないと考えられる事例です。

Case 28

　30代前半の男性会社員。当科初診2年前に，場にそぐわない振る舞いが何度か続いたことを心配した家人が近くの精神科クリニックに連れていった。クリニックの精神科医は，男性の症状は過労による心理的反応であるとし，休職を指示。やはり場にそぐわない言動は散発的にあったものの仕事にも1〜2ヵ月で復帰した。当科初診1年前に，突然異臭を発作性に感じるようになり，週単位で繰り返されたが，3ヵ月ほどで自然に消失した。クリニックにはそのまま受診を続けていたが，当科初診の8ヵ月前から，今度は意識減損を伴う自動症が発作性に1週間おきに出現するようになり，脳神経内科医を受診。脳波で焦点性棘波が確認され，カルバマゼピンが処方された。てんかん発作は即座に抑制されたが，この男性の場にそぐわない振る舞いは次第に増加し，些細なことで激怒するといったエピソードが散発した。担当脳神経内科医は，CTにも特記すべき所見がなかったこともあり，こうした行動変化は，心理的反応だと考えた精神科医の考えを踏襲し，男性を当科に紹介した。

　初診時，患者は時間や場所に関する質問には正確に答えることができたが，問診中は終始ニヤニヤと場にそぐわない笑みを浮かべており，家族のことを聞いているときに，「最近弟と会った」という作話を平然とした。事実ではないと家人がたしなめても「そうだったかな」とやはり平然としていた。男性は**多幸的** [▶70] で，辻褄のあわない話を聞いて動揺する家人の様子にも無関心であった。その

D　膠芽腫　　087

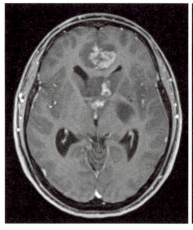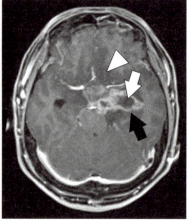

図 13　膠芽腫（Case 28）の MRI
中心壊死（⇨），輪状増強（➡），周囲に広範な血管原性浮腫（▷）を伴う腫瘤を認める。

後，MRI 検査が行われ，広範な領域を巻き込む脳腫瘍を強く示唆する結果が出た（図 13）。

　この事例においては，てんかん発作と行動異常をまとめて 1 つの原因から説明できないかという発想を念頭に置いておけば，急速に進行する何らかの脳の疾患を鑑別診断に含めることは十分に可能です。この事例に関与した脳神経内科医も精神科医も，患者に偶然症状が重畳していると考える「併存症（co-morbidity）」という考えに影響されて，精神科医はてんかん発作を，脳神経内科医は行動異常を自分の守備範囲ではない症状として考えの外においてしまった可能性があります。

▶70　多幸感：非医学的な用語としては，多幸感（euphoria）は満足感や幸福感を示す。しかし，精神科用語として用いられる場合には，脳の器質的障害の初期徴候を表す目的で用いられることが多い。健常な状態での楽しい気分や双極症でみられる病的な軽躁状態とは異なり，周囲の状況や他人の反応に無関心で，情動は基本的に平板化していて，浅薄でヘラヘラした印象になる。脳腫瘍では，前頭葉病変のある患者の 1/5 が多幸感を示すと報告されている。
　・Tonkonogy JM, Puente AE：Localization of Clinical Syndromes in Neuropsychology and Neuroscience. Springer, 2009, pp557-558

E 抗リン脂質抗体症候群 [▸71]

　Case 28 の場合とはちょうど逆に，神経学的に通常は同時に出現することがありえない 2 つの症状が同時に現れた場合，神経学的なセオリーとしては当然「機能性」障害が疑われることになります。てんかんは大脳皮質由来の症状ですから，それとは相容れない脳神経を含めた末梢神経由来と考えられる症状が同時に出現する場合，いずれかの症状あるいは両方の症状が「機能性」ではないかと疑うのは多くの場合は間違いではありません。しかし，複数の離れた部位に影響を及ぼすタイプの疾患（たとえば膠原病など）では，1 つの病巣を前提とした場合，説明ができない症状が現れることがありえます。次の事例は，心因性非てんかん発作（PNES）の診断は，1 回で断定的に行うのではなく，患者・家族と話し合いを続けながら，経過を見つつゆっくりと行うほうが，治療的に有用なだけでなく，診断面からも安全であることを示唆するものです。

▼Case 29 ◢

　30 代半ばの主婦。6 年前に第一子を出産して以来，毎週，片方の目が見えなくなる発作を繰り返していた。数十分で急速に回復するものの左目に起こることもあれば右目に起こることもあった。主には片方の目が完全に見えなくなることが多かったが，上半分あるいは下半分の視野欠損となる場合もあった。このような単眼性失明

▸71 **抗リン脂質抗体症候群**：抗リン脂質抗体による凝固亢進傾向を示す自己免疫疾患である。1 回の臨床的イベント（すなわち血栓症または妊娠合併症）と一定の時間間隔を置いて行われた 2 回の抗体血液検査が陽性であれば，診断が確定する。最も多い静脈性イベントは下肢の深部静脈血栓症であり，最も多い動脈性イベントは脳卒中である。多様な目の症状とてんかん発作が，この症候群で最もよく遭遇する症状である。
- Tsironi E, et al（2009）[PMID：19946530]
- Hopia L, et al（2020）[PMID：31454130]

のエピソードとは別に，同じ頃からつわりのような発作性の吐き気も起こり始めた。最初に通った地元の医師は，患者の訴えを失神発作であると考え経過観察を提案したが，当科初診の 12 ヵ月前，けいれん発作が睡眠中に初めて起こり，紹介を受けた脳神経内科医はレベチラセタムの投与を開始した。耐えがたい眠気のためラコサミドに切り替えが行われたが，当科初診の 6 ヵ月前には，脳波所見に改善がみられないという理由で抗てんかん薬は中止された。当科初診の 2 ヵ月前に再び夜間のけいれん発作が再発。担当した脳神経内科医はレベチラセタムを再開した。しかし，その後当科初診までの 2 ヵ月で 3 回のけいれん発作が続き，日中のけいれん発作も出現。担当医は，「心理的なストレスがあるとけいれん発作や目の症状が誘発されるような気がする」とこの女性が訴えたため，当科へと紹介することを最終的に決めた。「単眼が見えなくなることは皮質症状ではありえないがてんかん性のけいれん発作は皮質症状であること，投薬によっても脳波所見に改善がみられないこと，レベチラセタムが無効であることから，訴えの全体がすべて機能性の病態ではないかという疑いを徐々に強めている」ということも付言されていた。

　当科初診後，リウマチ専門医に紹介したところ，全身性エリテマトーデスに続発する抗リン脂質抗体症候群と診断され，その後ラコサミドの投薬によってけいれん発作は消失した。

　大脳皮質の病変が単眼失明を引き起こすことはありえません。このことは脳解剖を習い始めた医学生でも知っています。一方，てんかん発作が大脳以外の病変によって引き起こされることは基本的にはありません。PNES [☞ 129 頁] を疑う際に重要な根拠の 1 つとなるのは，神経学的に矛盾する所見の共存です。しかし，ある時点では自分が知っている既存の知識では矛盾するように思える所見も，思いもかけない疾病が背景にあって，1 つの器質性疾患によって統一的に説明可能となる場合があります。20 世紀にてんかん臨床を始めた専門医の仲間うちでは，今から思えば自己免疫性脳炎だったのではないかと思

い当たる症例が話題になることがあります。今の最善の知識に基づいて私たちは臨床を行わざるを得ませんが，患者・家族の訴えがいかにそれと矛盾しているように思えても自分のほうが間違っているということがありうるのだということは事例の体験を重ねれば重ねるほど身にしみるときがあるように思います。

E　抗リン脂質抗体症候群

4 精神的問題が心理社会的変化に起因する場合

本節では，てんかんがもたらす心理社会的変化の結果として生じる代表的な3つの問題を示します．すなわち，**不当な扱いによるスティグマ**（enacted stigma）[▶72]から生じる社会的孤立，**予期によるスティグマ**（felt stigma）[▶72]から生じる心理的引きこもりあるいは精神症状の惹起，児童から成人への移行期における逸脱行為，についてです．

A 不当な扱いによるスティグマ

不当な扱いによるスティグマは地理的，世代的な条件により内容が異なり，それにさらされることで生活の質や自尊心を低下させます[158)]．おおよそ30年前ですが，次のような事例が日本でも実際にありました．

▼Case 30
　初診時30歳前後の青年．起床時に両肩に発作性のけいれんが起こるようになったのは中学生の頃であったが，本人は学校生活が楽しく，地区大会で優勝するなどテニスに打ち込んでいたため，まっ

▶72 **不当な扱いによるスティグマと予期によるスティグマ**：不当な扱いによるスティグマ（enacted stigma）とは，スティグマとなる属性を持つ人に対して実際に行われた差別のエピソードを指す．予期によるスティグマ（felt stigma）とは，差別や不利な扱いを自分がされるのではないかと予期，予想することで生ずる心理社会的な影響を指す．つまり後者は，差別される特徴を自分が持っていることへの羞恥心や，差別に遭遇するのではないかという恐怖心を指す．
　・Goffman E：Stigma：Notes on the Management of Spoiled Identity. Penguin, 1990
　・Scambler G（2004）[doi：10.1057/palgrave.sth.8700012]

たく気にしていなかった。最初の強直間代発作は17歳のときに学校で起こり，それが彼の人生を変えた。両親は彼の将来を悲観し，家族に「てんかん持ち」がいることを恥じ，青年の外出を禁じた。この青年は高校を中退し，家に引きこもることを余儀なくされた。彼は10年以上もほぼ自宅軟禁の状態で，毎週のように，起床時には強直間代発作を起こしていた。

　私たちが行った市民向けの講演会の新聞広告が，たまたま親戚の家に滞在していた両親の目にとまり，聴講することになった。講演後の個別相談で，息子のてんかんが若年ミオクロニーてんかんである可能性が高いこと，大抵はバルプロ酸という薬剤で容易にコントロール可能であり，知的障害に至ることはないと知って両親は驚愕した。住んでいるところが当院から遠く離れていたので，入院してバルプロ酸を開始すると，青年の発作はたちまち消失した。

　青年は，長い間社会から隔離されていたため，入院当初は人見知りで，引っ込み思案であった。しかし，2〜3ヵ月の入院で，他のてんかんを持つ同輩と共同生活を送り，比較的速やかに持ち前の社交性を取り戻していった。それから2年後，彼は高校を通信講座で卒業し，大検を受けて大学に進学し，現在は福祉関係の仕事をしている。

B　予期によるスティグマ

　不当な扱いによるスティグマと予期によるスティグマは不可分に結びついています。実際の不当な扱いによる目に見えるスティグマだけがスティグマなのではなく，不当な扱いを受けるのではないかという恐れによって生ずるスティグマもあり，少なからず，スティグマの問題を意識して考えたことがない人には気づかれにくいと報告されています[157]。表面的には自分には心理社会的な問題はないかのように気丈に振る舞っていても，内心では深く傷つき，自分がてんかんを持っ

ていることを暴露されることを恐れている人たちもいます[60]。その結果，目に見える精神症状が出てしまう人もいますが，目に見える症状をきたすことなく1人で葛藤している人もいます。**Case 31** は，全身の強直間代発作の後，深刻な社交恐怖症 [▶73] に陥った人です。対照的に，**Case 32** は，DSM のような精神症状のカタログに載っている診断には当てはまりませんが，根深い葛藤に苦しんでいた人の例です。**Case 33** [☞97頁] は，予期によるスティグマが症状の過剰な評価につながり，それが医師による過剰な治療を引き起こす悪循環をきたした例です。

▼**Case 31** ◢

　成績優秀で将来有望な大学院生が，24歳のときに強直間代発作を起こした。当時，一流企業での研究職への就職がすでに決まっていた。2回目の強直間代発作後，この若者は当科に紹介され，脳波で3〜4c/s の全般性棘徐波を示す特発性全般てんかんと診断された。バルプロ酸が1日600mg処方され，発作はいったん止まり，翌年，企業の研究者としての新たな生活が始まった。しかし不運なことに，おそらくは睡眠不足と激務のため，3回目の発作が職場で起こった。会社はきわめて協力的で発作があっても受傷しないように職場環境を整備することを約束してくれたが，また発作が人前で起こってしまうのではないかという不安から，この男性は職場に行けなくなってしまった。

　バルプロ酸の血中濃度が治療域の下限（55μg/mL）であったため，1日量を800mgに増量したところ，血中濃度は80μg/mL

▶73 **社交恐怖症**：知人と交わらなければならないという状況において特異的に生ずる恐怖や不安が病的なほど極端な状態。社交をしなければならない状況に直面した場合は，それを避けるか，苦痛に耐えて参加するかのいずれかになる。診断をするには，本人が感じている恐怖や不安は実際の状況とは著しく不釣り合いで，対人関係や職業など，複数の領域にわたって社会的機能が実質的に損なわれている必要がある。発症はほとんどが青年期であるが，それ以降に特定の出来事が引き金となって突然発症することもある。てんかん患者では，発作が人目にさらされたり，発作によって嫌がられたりすることへの不釣り合いな恐怖が特徴的である。
・Rai D, et al（2012）[PMID：22578079]

となった．しかし，彼はまた職場で発作が起こるのではないかという強い不安感に耐えられず，職場に復帰することができなかった．家族やよく知っている人以外とは交流ができなくなり，最終的には解雇されるに至った．SSRIを含む投薬はまったく無効であった．買い物や祖父母を訪ねるための小旅行，通院などの日常的な雑事を行うのはまったく問題はないが，家族以外との交流はない．25歳の3回目の発作以降，発作の再来はない．

▼ Case 32[119] ◢

　20代後半の女性．両親と10代の妹との4人暮らし．中学生のときに強直間代発作が出現し，1ヵ月後には短時間の意識消失発作も出現した．若年欠神てんかんと診断され，バルプロ酸とエトスクシミドが開始された．その後，2年間発作のない状態が続いたが，本例に関わった臨床心理士を初めて受診する1年前に服薬を中止したため，1年ぶりに強直間代発作が再発した．

　他の人からみれば，この女性は特に目立ったところなく周囲の環境にうまく適応していた．登校拒否もなく，親しい友人もいて，典型的なティーンエイジャーとこれといって変わったところはなかった．てんかんを持つ人のためにルーチンで行われていた臨床心理士による面接でも，当初，彼女は学校や家庭での問題を否定していた．しかし，何度か面接を繰り返すうちに，次第に悩みを打ち明けるようになった．「私がてんかんを持っていることが家族の負担になっていることは分かっています．そのことにいつも罪悪感があります．てんかんのせいで，友達と自由に外出できない．それはすごく嫌だけど，迷惑も掛けていると思うから，ぐっと飲みこんで家族に本当に言いたいことが言えない．なぜ，てんかん発作が誰か他の人ではなく，妹でもなく，自分に起こったのか納得ができない．もちろん，妹が何か悪いわけじゃないのは分かっています．でも本音を言ってしまうと，そんなことを思っても仕方がないのは分かっているけど，自分がてんかんとともに生きなければならないのは，とても不公平だと感じています．」

高校卒業後の就職では，教師や両親はてんかんのことは言わない
ほうがよいと強く勧めた。彼女は，この病気はやっぱり隠しておか
なければいけない恥ずかしいものだと一層思うようになった。間の
悪いことに，たまたまその頃，妹の前で強直間代発作が起こった。
両親は娘を傷つけまいと発作については何も触れず，何事もなかっ
たかのように振る舞おうとして，妹にもほとんど何も説明しなかっ
た。何の説明もないまま，発作時の歪んだ顔と恐ろしい叫び声を目
の当たりにした妹は，姉に「何だったの，あれ，気味悪いんだけ
ど」と言ってしまった。女性は深く傷つき，てんかんは家族にも見
せてはならない恥ずかしいものだという思いをますます強くした。

　結局，てんかんのことを隠して，この女性は就労することになっ
た。仕事そのものは大変気に入っていたが，てんかん発作が起こ
り，自分の恐ろしい秘密が暴露され，破局が訪れるのではないかと
いう思いは彼女にいつも付きまとっていた。家族にもそんなそぶり
は見せなかったが，彼女はいつもびくびくしながら過ごしていた。

　就職して1年後，恐れていた強直間代発作が間の悪いことに職
場で再発した。しかし，驚いたことに，彼女が恐れていたようなこ
とは何も起こらなかった。彼女は解雇もされず，職場の人たちの彼
女に対する態度も変わらず，しかも，しばらくすると，彼女は昇進
し，いくつかの仕事ではリーダーを任され，信頼できる同僚として
扱われていることを実感できるようになった。次第に彼女は自信を
持つようになり，てんかんは他の病気と同じただの病気なんだと思
えるようになっていった。「本当の自分を隠さなければ，友人，知
人，同僚，家族とも関係がだめになるとずっと感じていました。長
い間，自分の秘密を周囲に知られないように仮面をかぶることに慣
れすぎて，仮面と素顔の違いが自分でも分からなくなっていまし
た。素顔の自分をどうやって出していけばいいのか，練習中なんで
す。」

C 予期によるスティグマと関連する過剰診療

Case 31 [☞ 94頁] は，不安が心理社会的な問題だということを当事者も医療側も理解していたのに，それが解消できなかった事例でした。一方で，予期によるスティグマが原因であるのに，当事者も医療側もてんかんの治療が不十分なために問題が起こっているのではないかと誤認し，過剰な医療的介入によってその問題を解決しようとして，悪循環に陥ってしまう事例があります。

Case 33 は，英語版には掲載していなかったモデル事例ですが，頻度もそれほど低くなく，また，介入によって問題が解決する場合があるので日本語版に追加しておくことにしました。

▼Case 33

　30歳男性。1〜2年前から，数秒〜十数秒の耳鳴りが時々起こるのに気づいていたが，あまり気にとめていなかった。当科初診の4年前に耳鳴りがしてから強直間代発作が起こり，このため総合病院の脳神経内科を受診した。MRI上も脳波上も特に所見はなかったが，レベチラセタム 1,000 mg の投与が開始された。しかし，2ヵ月後に同様の強直間代発作が出現。さらに立て続けに1週間の間隔を空けて3回目が出現したため，レベチラセタムは2,000 mg に増量となった。以降，当科受診まで強直間代発作は出現していない。しかし，耳鳴りの前兆は，数ヵ月に1度出現し，また，起こり始めると1日に何回か群発することもあった。耳鳴りが起こるたびに，また発作になるのではないかという強い不安感が起こり，どうして良くならないのかと担当医にきつい口調で詰め寄るため，ラコサミド，トピラマート，ペランパネルなどが試されたが，いずれも初期用量の投与でかえって耳鳴りが増えた気がするという訴えのため中止になっている。レベチラセタムを3,000 mg まで増量したが，耳鳴りはそれ以上にはまったく改善

C　予期によるスティグマと関連する過剰診療　　097

せず，定期受診以外の受診回数も次第に増え，「てんかんを良くしてほしい」と強く主張する一方で新たな投薬の試みには抵抗するため，困り果てた主治医が当科に紹介した。紹介状にはASD傾向もあるのではないかと書かれていた。ここ3週間ほどは，気分が優れず，不眠気味で，それによって発作が誘発されるのではないかとの心配もあり，休職した状態での来院であった。

　訴えを詳細に聞くと，「てんかんを良くしてほしい」という訴えが具体的には，次のことであるのが分かった。耳鳴りがけいれんを伴う意識消失発作の再発につながり，人前でまたけいれんするのではないかという連想からくる強い不安があること。さらに2年前から許可されている自動車の運転が，発作が起こってまた制限されるのではないかという現実的な不安を抱えていること。そして，このようなさまざまな不安がないまぜになり，ともかくどうにかして耳鳴りを止めてもらえれば，そうした不安が解消されるのではないかと思っていること。

　本人に，4年間も前兆だけでけいれんして意識がなくなる発作が出ていないということは，きちんと服薬し，徹夜のような極端な行動をしなければ，よほどのことがなければ強直間代発作は再発しないことを説明し，数ヵ月に1度の耳鳴りに本当に困っていますか，耳鳴りがあるとけいれんする発作がまた起こってしまうのが怖いだけではないですかと尋ね，そのことに注意を促した。すると，彼は自分が耳鳴りそのものには特段困っていないこと，苦痛なのは大きな発作につながるのではないかという不安なのだということに思い至り，4年間大丈夫であったということはそう簡単に大きな発作は起こらないという説明に随分安心したようで，来週から職場復帰の診断書を書いてほしいと言われ，そのように手配した。

　以降，耳鳴りは起こっているものの，特に問題なく勤務を続けられている。なお，本人と話し合い，万一，強直間代発作が再燃した場合，再び不安感が強くなるだろうという予想からその可能性をできるだけ減らすために，レベチラセタム2,000mgに加えてラコサミド200mgを1日量として追加している。耳鳴りの頻度は以

前と比べさらに減っており，1年に2回程度となっている。

　当事者が，前兆体験に苦痛を訴える場合，前兆体験そのものが苦痛なのか，そうではなくて，前兆体験が大きな発作につながるのではないかという予期による不安なのかを区別しておくことが必要です。この事例では大きな発作が出現するまでは，前兆体験は今より頻度が高かったにもかかわらず，ほとんど気にもなっていなかったことから，明らかに予期によるスティグマが，休職に至るほどの精神科的な不調の原因になっていると判断した事例です。

　心理社会的な問題が医学的介入によって解決できない場合，当事者の心理的な特性に原因を求めるのは，脳神経内科の立場からは可能な限り避けておいたほうが無難だと思われます。予期によるスティグマは，その状況に置かれればどんな人でも起こりうる心理的反応だからです。

　たとえばこの事例では，脳神経内科医として，意識がなくなる発作は出ない可能性が高いと判断できるのであれば，それを保証し，「前兆は止まらないかもしれないが，大きな発作は出ない」という前向きなメッセージを伝えることが何よりも肝要なことでした。残念ながら，てんかんに詳しくない一般的な精神科医には脳神経内科医の代わりにそれを行うことはできません。こうした事例は，精神科的な問題が主戦場の事例ではあるのですが，てんかんに詳しい医師にしか解決のできない事例でもあるのです。

D　児童から成人へのケアの移行

　子どもの世話をするということは，パターナリズムと切っても切り離せない関係にあります。治療が必要な場合，子どもがまだ幼いうちは，親や医師が**本人に代わって**最善の治療法を選択せざるを得ないからです。一方，自立した成人は，自分の価値観やライフスタイルに沿って自分で治療方針を選択することになります。成人のケアでは，

家族や担当医を含む介護者が決定権者になることは許されず，原則として助言者の範囲にとどまらなければなりません[45]。児童に対するケアから成人に対するケアへの移行期には，こうした枠組みの決定的な違いがトラブルの原因となる場合があります。

▼Case 34 ◢

　他院精神科受診中の女子高生。当科初診の1年前から夜間外出が目立つようになり，さらに学校にも行かなくなった。次第にリストカットを繰り返すようになったため，母親が本人を引きずるようにして精神科に連れていき，対応した精神科医はうつ病だと診断し，抗うつ薬が処方された。しかし，行動に変化はない上に，処方された向精神薬を何度も大量服薬して救急搬送されることが繰り返された。新たに転倒エピソードも出現したため，当科に紹介受診となった。

　初診時，彼女は迷彩服を着て下を向いて押し黙っており，代わりに，転倒のエピソードを直接目撃していない母親が話をした。何度聞いても肝心の転倒発作についての詳細がまったく分からず，MRIにも，脳波にも，特記すべき所見は認められなかった。そのため，私たちは，今回の転倒がてんかんによるものかどうかを判断するのは難しいこと，薬物療法を開始する場合てんかんでない病態に抗てんかん薬を投与するリスクがあることを説明し，本人がこうしたリスクを理解した上で服薬に同意しなければ投薬はできない旨を親子に伝えた。母親はこの説明に納得がいかず，娘抜きで話をしたいと要求されたため，「娘さんのいないところで治療方針を決めることはできません」と伝えると怒った母親は「もういいです」とそのまま診察室を出て帰宅した。

　それから半年後，突然何かが倒れるような物音がしたため，母親が駆けつけると，女子高生は意識不明の状態で台所の床に倒れていたため，当院に救急搬送されることになった。この転倒エピソードは，姉とけんかした直後に起こったと報告され，再び，MRI検査，脳波記録が行われたが，やはり特記すべき所見は認められなかっ

た。そのあくる日にその日の担当の精神科医が行った BDI-II [♦50]
[☞ 68 頁] のスコアは 22 点（中等度うつ病）であった。てんかんの可
能性もあり，てんかんだった場合，2 回目の発作なので次の発作が
高い確率で起こること，その場合に怪我をする可能性もあること，
しかしてんかんでない可能性もまだ十分に残っておりその場合には
必要のない薬を飲むことになることなど，この時点で薬を服用する
ことのリスクとベネフィットを母親抜きで女子高生に直接説明し，
「薬を飲むか飲まないかを決めるのはあなたです。あなたが決めた
方針に沿って一番それがうまくいくように私たちはお手伝いしま
す」と伝えた。彼女は初めて私たちの目を見て話を聞き，次の転倒
エピソードが起こるかどうかをまずは待ちたいとはっきりと自分の
意思の表明をした。母親の話で，この女子高生が子どものときにて
んかん発作での通院歴があり，10 歳までフェノバルビタールを服
用していたことが分かった。小児科の先生とはいつも相談して治療
方針を決めていたのに，ちゃんと自分のことを判断できないような
子どもの言うことを聞くのかと母親は納得がいかない様子だった
が，「お母さんの心配も分かるし，気をつけないと次の発作で怪我
をすることもあるけど大丈夫？」と再度女子高生に尋ねると，「で
も，要らないかもしれない薬は飲みたくない」との返答であった。

　2 ヵ月後，再び発作が起こり，今度は女子高生は自発的に来院し
た。今回の発作は直接発作を目撃した姉が一緒に来院して説明して
くれた。姉に直接問診をしたところでは，最初に短い叫び声があ
り，次に全身の硬直，急速で小さなピクつき，ゆっくりだが大きな
震えとけいれんが続き，しばらくは意識が戻ってもぼんやりとして
きちんと受け答えができない発作後のもうろう状態があったことを
確認できた。全経過で 1 分前後であり，発作後失禁があり，また
左舌縁の咬舌を伴っていた。「今回のお話から判断するとてんかん
の可能性が相当高いと思います」という私たちの説明を聞き，彼女
は抗てんかん薬を服用することを決めた。その代わり，これまで無
理やり飲まされていた向精神薬は全部止めたい，今まで連れていか
れていた精神科にはもう行きたくないと宣言した。この話し合いと

STEP 2　4 つの潜在的原因と 3 つの状況を理解しよう

4

D　児童から成人へのケアの移行　101

バルプロ酸の投与開始後，発作は消失し，さらにしばらくして彼女は学校に通い始め，リストカットも大量服薬もなくなった。現在は，大学に元気に通っている。

　この女子高生の母親は，小児科医と話し合って娘に一番良い選択肢を決めるというパターナリスティックなやり方でそれまでやってきていて，子どものときにそうであったように医師や両親が正しい判断ができるかどうか心もとない本人に代わって最適なケアの仕方を選んであげるべきだと考えていました。登校拒否やリストカット，夜遊びなど非行が目立つ本人の様子をみれば母親がなおさらそういった考えに傾いたのは無理からぬところです。しかし，成人のケアに移行した場合，たとえ本人が選択した治療法が医学的判断からは最良の選択肢ではなかったとしても，医学的に許容できない選択でなければ，患者の意思決定は常に尊重される必要があります。思春期になると，子どもたちは，主治医や両親が彼らの頭越しに決めた治療のロードマップにそのまま従うことに不満を抱くようになることがあります。そして，意思決定のプロセスが共有されていない治療的介入に怒りと抵抗によって応戦する場合もあります。
　他方で，思春期になったら小児科から成人の担当医（脳神経内科や精神科）に自動的に転科すればそれで問題が解決するという考えはおそらく実情にまったく合っていません。てんかんが思春期以降も寛解せずに持ち越される事例の相当数で，年齢相応の発達段階に到達していない場合があり，小児科的なパターナリスティックなアプローチが唯一の選択肢である場合は少なくないからです。たとえば，**レノックス・ガストー症候群** [▸86]［☞ 114頁］や**ドラベ症候群** [▸74] などの**てんかん性脳症** [▸75] を有する患者の多くはそうです。さらにこうしたグループの患者の疾患についてほとんどの精神科医や脳神経内科医は慣れておらず，引き継ぎを求められると困惑することが少なくありません。その結果，少なからぬ患者を，一部の小児科医がそのまま引き受け続けざるを得ないのが現状です。しかし，意思決定にパターナリスティックな支援を必要とする知的障害のある患者であっても，就労や

102

結婚など思春期や成人期に特有の問題についてアドバイスすることが必要となる場面も出てきます。社会資源の活用を専門とするケースワーカーや作業療法士などとてんかん専門医がチームを組んで問題に対処することが必要になりますが，医学的な問題を超えたアプローチを行う多職種の連携に興味関心のある医師はそれほど多いわけではありません。青年期や成人期特有の問題に対応するてんかん移行期専用のサービスがあるのが理想的で，諸外国ではそうしたチームや施設が設けられているところも増えていますが[245]，日本でも諸外国でも，そうしたサービスは例外的にしか利用できません。

▸74 **ドラベ症候群**：以前は乳児期重症ミオクロニーてんかん（severe myoclonic epilepsy of infancy）として知られていた。この症候群は，生後1年以内に頻回に起こる全身または片側の遷延性熱性けいれんで始まり，ミオクロニー発作とともに多焦点性の非熱性発作へと進行する。10歳になる頃まではけいれん発作重積に陥りやすく，致死的となるほど激しい発作が難治性に経過する。本疾患はてんかん性脳症の1つであり，知的障害，運動失調，側弯症などが併発する場合がある。行動障害としては，多動性や衝動性がしばしばみられる。ドラベ症候群の多くは*SCN1A*遺伝子のナンセンス変異によって引き起こされる。ナトリウムチャネル遮断薬は症状を悪化させる可能性があるので避けるべきとされる。てんかん発作は10歳を過ぎると大きく頻度と強度を減ずる。
・Dravet C, et al（2013）[PMID：23622210]

▸75 **てんかん性脳症**：てんかん発作を繰り返すことにより，基礎疾患の影響としては考えられない規模で非可逆的な全般性の認知機能の低下が起こる状態をてんかん性脳症と言い，レノックス・ガストー症候群，てんかん性スパスム，大田原症候群などがその代表的な例。ただし，神経変性疾患のように完全な脳の破壊に至ることはなく，一定程度の進行でプラトーに達する。システムてんかんの考えとしても現在では説明されている。全般焦点合併てんかんの大部分，特発性全般てんかんの一部がこれに当たる。
・Engel J Jr（2001）[PMID：11422340]
・Drislane FW（2013）[PMID：24084180]
・Capovilla G, et al（2013）[PMID：24571115]

D　児童から成人へのケアの移行

5 てんかん患者と知的障害

　知的障害[♦76]のある人では行動上の問題が出現する頻度は高まるとされ[58, 65]，そのうちの30～40%にてんかんも併発していると報告されています[193]。てんかんと知的障害を合併した場合には，てんかん単独の場合よりも行動上の問題に遭遇する頻度は高くなります。しかし，てんかんに特異的な行動障害があるのかどうかに関してはいずれの意見もみられます。てんかんを併発している知的障害としていない知的障害との間に行動障害の差はないとする意見[65, 80]，さらには抗てんかん薬の向精神作用のためか，てんかんのある知的障害では精神症状の発現率がむしろ低いとする意見さえある一方で[15]，行動障害の割合は7倍にも増加したとする報告[303]など，見解はまちまちで結論は出ていません。しかし，知的障害とてんかんの併存例における行動障害を考える場合には，自閉スペクトラム症（ASD）[♦77]の関与の有無を念頭に置いておかなくてはならないと強調する立場があることは意識しておく必要があります[274]。

　本節では，抗精神病薬の使用の是非，また抗てんかん薬，特にベンゾジアゼピン[♦78]系抗てんかん薬の副作用を重点的に扱います。知的障害を伴うてんかんにおいては，ベンゾジアゼピン系薬剤の精神科的な副作用が現れやすいためです。また，知的障害を有する患者にお

♦76 **知的障害**：知的障害（intellectual disability）は，①平均以下の知的機能（IQ≦70），②適応機能の大幅な障害，③成人になるまでの発症という3つの条件に基づいて定義される。IQの評価に最も広く使用されているのは，スタンフォード・ビネーテスト（本邦ではその日本語版である1930年に標準化された鈴木・ビネーテスト）とウェクスラー成人知能検査（WAIS）の2つである。前者では，IQは「精神年齢」を実年齢で割って100を掛けた値で示され，WAISのスコアは「偏差値IQ」の形で示される。知的障害患者の3/4以上は軽度の障害を示す（IQ 50～70）。WAISのIQスコアはスタンフォード・ビネーテストのIQスコアを7～20上回るため，WAISのみで評価した場合，知的障害が過小評価される可能性があることに注意すべきであるとされる。
・Silverman W, et al（2010）[PMID：20401180]

ける PNES は，知的障害のない患者における PNES とは異なるアプローチが有用な場合があるため，このことについては別項で詳しく紹介します［Step 2-8-B ☞ 148 頁］。

A 抗精神病薬

　抗精神病薬投与が知的障害における攻撃的行動を効果的に抑制するかどうかについては，長い間論争があります。たとえば，Tyrer ら[304]の研究では，4 週間後の攻撃的行動の抑制で，プラセボ薬がリスペリドン，ハロペリドールよりもむしろ高い効果得点を示したことから，有用ではないと結論づけています。対照的に，Gagiano ら[89]は，プラセボに対するリスペリドンの明確な優位性を，ABC（異常行動チェック

▸77 自閉スペクトラム症（ASD）：自閉スペクトラム症（autism spectrum disorder：ASD）は，もともとローナ・ウィング（Lorna Wing）によって提唱された概念で，①社会的交流，②社会的コミュニケーション，③社会的想像力の 3 つの障害からなる。現在では，この 3 要素は，社会的コミュニケーションの困難さと反復的行動パターンという 2 つの特徴に，より簡潔に要約されている。レオ・カナー（Leo Kanner）による知的障害を伴う小児の自閉性と成人のアスペルガー症候群をスペクトラムとしてひと続きに俯瞰したものが，現在の ASD の基盤となっている。症状は通常，3 歳前後に明らかになるが，社会的要求が能力を上回った場合，それ以降に事例化することも少なくない。併存疾患として最も多いのはてんかんであり，ASD の 10～40％にみられるとされるが知的障害が認められない場合は，一般人口とその頻度はほとんど変わらない。
・Ballaban-Gil K, et al（2000）［PMID：11107195］

▸78 ベンゾジアゼピン：向精神薬の一種。「ベンゾジアゼピン」という名前は，ベンゼン環とジアゼピン環を核とする化学構造に由来する。精神安定剤（tranquilizer）は一般にメジャートランキライザーとマイナートランキライザーに二分され，前者はドパミン遮断薬，後者はベンゾジアゼピン系薬剤を指す。ベンゾジアゼピンは 5 つのサブユニットからなる $GABA_A$ 受容体に作用する。ベンゾジアゼピンの機能はそのうち α サブユニットと関連している。α サブユニットは $\alpha 1 \sim \alpha 6$ の 6 種類が知られている。このうち $\alpha 1$ サブユニットは抗けいれん作用に関与するとともに，鎮静や健忘とも関連がある。健忘は $\alpha 5$ サブユニットとも関係している。$\alpha 2$ サブユニットと $\alpha 3$ サブユニットには抗不安作用が，また $\alpha 2$ サブユニットへの介入は筋弛緩をもたらし，$\alpha 1$ サブユニットに関連する機能については，原則として耐性と依存性が急速に発現する。ベンゾジアゼピン系抗けいれん薬としては，クロバザム，クロナゼパム，クロラゼプ酸，ロラゼパム，ジアゼパム，ニトラゼパム，ミダゾラムなどがよく用いられる。
・Tan KR, et al（2011）［PMID：21353710］

A　抗精神病薬　　105

リスト）[▶79] を使って示しています。現段階では，知的障害の行動障害に対する抗精神病薬使用のとりあえずのコンセンサスは，抗精神病薬は不穏があまりにも著しい場合のレスキュー薬としてのみ投与し，連用は避けるかやむを得ない場合でも最小限にとどめることが勧められていると考えてよいでしょう。

1　ASD を合併した症例に対する抗精神病薬投与

他方で，ASD を合併している患者では，抗精神病薬の役割はそうでない知的障害を持つてんかん事例よりも有用性は高いと考えられています[240]。

▼**Case 35** ◢

　28 歳の男性。3 歳のときに自閉傾向が強く疑われ，8 歳になるまで言葉が出なかった。20 歳のとき，通っている作業所で最初の強直間代発作のエピソードが起こった。たまたま聞こえた言葉によって誘発される反響言語 [▶80] と自生的な考えが入り混ざった大声での発話を何時間も続ける時期が数週間続き，それが治まっておとなしくなる 1〜2 ヵ月の期間とが交代して生じる状態がその頃か

▶79 **ABC（異常行動チェックリスト）**：異常行動チェックリスト（Aberrant Behavior Checklist：ABC）は，知的障害のある人の行動上の問題を評価するための尺度である。当事者が実施するのではなく，親，教師，作業所の職員など，当事者をよく知る大人なら誰でも記入できるように設計されている。通常，10〜15 分以内に完了することができる。
　　・Aman MG, et al（1985）[PMID：3993694]

▶80 **反響言語**：聞こえた言葉を自動的に，あるいはオウム返しのように繰り返してしまうこと。自閉スペクトラム症（ASD）の他，前頭側頭型認知症や大脳皮質基底核変性症などの神経変性疾患，失語症（特に超皮質性失語），急性精神病におけるカタトニアなどの精神疾患でも反響言語は出現しうる。発症機序は基礎疾患によって異なる。ASD の場合，反響言語は自閉症に特徴的とされている 3 つのコミュニケーション現象のうちの 1 つであると考えられている。なお，反響言語以外の 2 つは，「代名詞の逆転」と「発話と理解の逆転」である。代名詞の逆転とは，「私」と言おうとしているときに「あなた」と言ってしまう（またはその逆）現象で，発話と理解の逆転とは，本人が理解できるよりも高度な発話をする現象である。
　　・Berthier ML, et al（2017）[PMID：28420974]
　　・Gernsbacher MA, et al（2016）[PMID：28127576]

ら観察されるようになった。大声が続く時期には，面倒見のよい母親も一緒に過ごすのが辛くなるような状態であった。強直間代発作は2，3ヵ月ごとに起こり，母親によると，発作のない期間が2ヵ月以上続くと，息子の興奮はエスカレートするとのことであった。そこで母親と私たちは話し合い，発作を完全にコントロールするのではなく，患者とその家族，そして作業所のメンバーがお互いに一番平穏に過ごせる程度に発作を抑制することを試みた。

　レスキュー薬として，1〜2ヵ月に2〜3回程度の**フルニトラゼパム** [↓81] 2 mg と **クロルプロマジン** [↓82] 25 mg を併用することで，極端な不眠と不穏が生じた場合には睡眠に導入することができ，家族の休息と睡眠が一定程度，確保された（この処方は，このモデルケースの一部を構成した方に対して試行錯誤を繰り返した結果，たまたま最も有用であった処方であって，一般的に推奨されるわけではないことに注意してほしい）。日中についてはリスペリドンやアリピプラゾールを含むいくつかの抗精神病薬が試され，興奮が激しい時期でも，家族や他の作業所のメンバーとの折り合いがいくらかつけやすくなった。

ASD におけるてんかんの有病率は，基礎疾患や併存する知的障害の重症度によって大きく異なります。知的障害のない ASD ではてんかんの有病率は一般人口とそれほど変わりませんが[205]，知的障害の重症度が高い場合には，特定可能な基礎疾患がなくても，てんかんを

↓81 **フルニトラゼパム**：古くからあるベンゾジアゼピン系薬剤の1つで，主に睡眠薬として用いられる。半減期が 21.2±4.90 時間と長いため，その鎮静効果は翌日も持続する。鎮静効果は強力である。

↓82 **クロルプロマジン**：1950 年に開発された最初の抗精神病薬。錐体外路徴候を引き起こすハロペリドールのような高力価の抗精神病薬と比べると，この低力価の定型抗精神病薬は，ムスカリン受容体を遮断することにより，副作用として口渇，めまい，尿閉，かすみ目，便秘を引き起こす。高齢者では閉塞隅角緑内障も誘発される。また，クロルプロマジンはヒスタミン H1 受容体を阻害することにより，強い鎮静作用を示す。抗精神病薬の最小有効量当量比は，ハロペリドール 2 mg がクロルプロマジン 100 mg に等しいとされている。効力が低いということは，最小有効量が大きいということである。**ドパミン遮断薬** [↓57]［☞ 74 頁]，**ハロペリドール** [↓55]［☞ 73 頁]も参照のこと。
・Inada T, et al（2015）［PMID：25601291]

A　抗精神病薬　　107

併発する患者の割合は半数に達するという報告もあります[71]。典型例では，てんかんは思春期に好発しますが[71]，若年成人に発症する場合も少なくありません[37]。焦点てんかんが優勢で，けいれんを伴わず意識減損のみを示す焦点意識減損発作（FIAS）も少なからず起こります[62, 103]。ASD を伴わないてんかん患者に比べ，ASD と知的障害を併せ持つてんかん患者は，「ランドルト効果」［交代性精神病 [↓4] ☞ 11頁］の影響を受けやすく，発作のコントロールと精神症状との間で，通常よりも一層配慮してバランスを取る必要があります。どの程度，どのような薬剤を用いて発作を止めるかに関しては，両親や介護者との共同意思決定（SDM）[↓52]［☞ 69頁］は必須です。

Clinical tips 11

重度の ASD と知的障害を併発する場合，発作をどの程度がんばって止めるのかについて，発作と精神症状がトレードオフの関係になることがあるため，両親や介護者を治療チームの重要なメンバーとして迎え，意思決定に関与してもらうことが肝要である。

2　精神病症状のある患者に対する抗精神病薬投与

てんかんと知的障害が併存する場合，精神病が非精神病性の異常行動と切れ目なく連続しているために，精神病の発症が見落とされてしまうことがあります。

▶**Case 36** ◢

30 代後半の男性。2 歳のときに熱性けいれん重積状態があり，その後，右上肢片麻痺が最終的に回復はしたが長期間残存した。FIAS はその 1 年後に発症。18 歳頃から強直間代発作が加わるようになった。抗てんかん薬はナトリウム遮断薬を含め十分量十分な種類が試されたが，FIAS は，週単位で出現し続けた。

この男性は，10 年以上地域の作業所に通っており，普段から好き嫌いが激しく，気に入らない同僚に対する不平不満をスタッフに

執拗に訴える傾向がもともとあったが，当科に来院する1年くらい前からスタッフを通さずに直接本人に文句を言うようになりトラブルが増えた。このため介護者がてんかんの治療を担当していた脳神経内科医に相談し，クロナゼパム[↓83]とセルトラリンが処方された。脳波には右側の前側頭部に棘波が繰り返し記録されており，MRIでは，海馬の萎縮が顕著で，側頭葉外側にも萎縮がみられた。

投薬の追加にもかかわらず次第にトラブルはエスカレートし，ついには，普段から気に入らない同僚に実際に暴力をふるったため，当院に紹介受診となった。病歴をもう一度聴取し直すと，1年ほど前から夜間に床をドンドン叩くような行為があり，それは彼がさまざまなつぶやきの音と昆虫の幻視が混ざったものに悩まされていたためだということが判明した。彼はこの現象を自分で「蜃気楼」と名づけていて，周りの人にも主治医にも言っていたが，誰も真剣に取り合ってはいなかった。床を叩いていたのは，この幻覚に対抗するためであった。男性によれば，自分が殴った同僚は，帰宅後もしきりに家の外から自分の悪口を言っており，日中会ったときにそれを止めるよう言ったが相手が聞かないために殴ったとのことであった。幻覚は，フェニトイン（12 µg/mL）をカルバマゼピンに切り替えた後に著しく減少したが，最終的には，ハロペリドール[↓55][☞73頁]を3 mg追加投与した後に消失した。ウェクスラー成人知能検査（WAIS）によるIQスコアは63であった。

精神病体験がある場合，たとえ知的障害による体験聴取の難しさがあり，もともとの行動特性との区別が一見つきにくい場合でも，内的

▶83 **クロナゼパム**：抗けいれん薬として広く使用されているベンゾジアゼピン系薬剤の一種。ほぼすべての種類のてんかんに対して有効な広域スペクトラムな薬剤であるが，耐性と依存性が長期投与後に発現する。耐性が生じると，抗けいれん作用は低減ないしは消失し，認知機能に対する悪影響だけが残るため，てんかん症例においては，漫然とした使用の継続には注意を要する。ベンゾジアゼピン[↓78][☞105頁]も参照のこと。ただし，ミオクロニー発作に対しては効果が持続する場合がある。
　・Specht U, et al（1989）[PMID：2502386]
　・Farrell K（1986）[PMID：3743524]

A　抗精神病薬　109

体験を聴取することができる場合にはきちんと聴取を行うと，かなり
の事例で精神病体験を強く疑わせる病歴を聴取することができます。
はっきりとした精神病体験がある場合には，ドパミン遮断薬は大きな
助けとなる場合があります。本人と言語的な疎通がまったくできない
状態では，診断的治療を行わざるを得ない場合もありますが，有効性
が誰の目にも明らかなほどでなければ，すでに触れたように安易な投
与継続は厳に慎むべきであろうと思われます。

B ベンゾジアゼピン系薬剤に関連した脱抑制

　てんかんのある知的障害では，治療量のベンゾジアゼピンであって
も投与開始後に行動上の問題が生じることがあります。この問題行動
は実際にはベンゾジアゼピンが引き起こしたものですが，患者のもと
もとの行動特性のために，心理的反応と誤って解釈されることがあり
ます。

▼Case 37 ◢

　20歳の男性。抗てんかん薬の大量服薬による自殺企図でERに
搬送され，自傷行為と職員へのハラスメント行為のため精神科的介
入が要請された。最近，時に目立つようになっていた男性の問題行
為について母親が話し合おうと提案し待っていた一瞬の隙に，男性
は大量の抗てんかん薬（バルプロ酸40gとクロナゼパム [▶83] [☞109頁]
30mg）を飲み込んでしまい，当院のERに運ばれた。幸い処置が
早かったため2日後には，血液検査所見にも画像診断的にも問題
なく，後遺症を残さず意識が戻ったが，意識が回復して1週間後，
ERの担当医が私たちに助けを求めてきた。男性は点滴を引き抜い
て看護スタッフの目の前で自分の腹部をその針でこれ見よがしに刺
し，自分への扱いが悪いと非難し，看護スタッフとERの担当医を
大声で何度も罵倒したからである。われわれが診察に行くと，男性
は不貞腐れていて，初対面の私たちのことも「精神科医だって？

そんなやつ来んでいい。俺を甘く見るなよ」と怒っていた。「もともとはどんな人なんですか」と両親に尋ねると，「うちの子は昔から反抗的で抑えが利かないところがあります。最近，付き合っていた彼女に振られたことに腹を立てていました。ここのところ特にイライラしていて，今回こんなことをしたのはそのせいではないかと思います」という答えであった。脳波では，てんかん放電も徐波化も認められず，見当識障害も認められなかった。

　当初はもともとの素因による反応が疑われたが，さらに詳細に尋ねるとこの男性は，搬送の8ヵ月前までは普通に大学に通い，友人とも普通に交流していたことが判明した。搬送7ヵ月ほど前に夜間の大発作を久しぶりに起こし，このためクロナゼパム1日量2mgが当時通院中であった近医で処方された。搬送の6ヵ月前，つまりクロナゼパム服用開始から1ヵ月後，携帯電話をいじってばかりいることを叱った父親と激しい口論となり，スーツケースを持って家から飛び出し，「もう俺は家には戻らない」と大声で叫んで出ていったが，結局3時間で帰宅した。搬送から5ヵ月前には，母親と口論になったときに右手をギザギザに切り，傷口から血を絞り出すのを母親に見せて自分の気持ちを分かってくれないと母親をなじった。搬送の4ヵ月前，男性はアルバイトの初日に仕事の仕方について指導を受けたのが気に入らず，「これは職権濫用だ。絶対に許さない。訴えてやる」と叫んで仕事を辞めた。学校には行ったふりをして行かなくなっていたがそれを親に隠していたのがばれて，母親が話し合いをしようとしたところでER搬送の原因となった大量服薬となった。病歴聴取も併せ，もともとの行動特性が今回の騒動の原因と大筋では判断したが，クロナゼパムが脱抑制にいくぶんかは関係している可能性もあると考え，減量・中止を試みた。

　驚いたことに，クロナゼパムを止めた後，彼の周りへの態度は徐々に，しかし確実に改善し，1ヵ月後には劇的な変化を遂げた。男性は退院した後，通学を再開し，私たちとの定期的な面接を楽しみにするようになった。特に薬剤は変更しなかったがその後5年

B　ベンゾジアゼピン系薬剤に関連した脱抑制

間，てんかんの再発はない。彼自身は就労し，人懐こく外来に月1で通ってきている。WAIS で測定した IQ は 63 で，下位尺度の凹凸は目立たなかった。

　参考までに，平均的な知的水準の薬剤師がベンゾジアゼピン系薬剤の乱用によって行動変容を起こした事例を **Case 38** に示します。ベンゾジアゼピン摂取による逆説的反応は，一般人口の1%未満にしかみられないとされますから稀なケースと言えるでしょう[263]。行動変化のパターンは **Case 37** と酷似していますが，異常行動の出現には，はるかに多量のベンゾジアゼピン系薬剤を必要としています。

▶ Case 38 ◀

　50代前半の男性。個人経営の薬局で従業員に理不尽な暴言を繰り返すため，共同経営者の妻によって当院に連れてこられた。妻によれば，もともとは温厚な人であったのが徐々に変わっていっていることに気づき，思い立って睡眠薬の在庫を確認したところ，毎日20～30錠のベンゾジアゼピン系の睡眠薬を常用していることが判明した。半ば強制的に連れてこられた男性は，睡眠薬など服用していないと頭から否定し，「うちの家内はともかく嘘ばかり言う人です。睡眠薬中毒というのはでっち上げです。気を悪くされるでしょうが，精神科医というのは非科学的で実際何の役にも立たないと正直言うと思っています。私は薬剤師ですから高くて体に良くない薬をあなた方が処方しているのが分かっています。あなたたちの詐欺まがいのやり口に私も巻き込もうというなら訴えられる覚悟をしてください」と威嚇した。しかしながら，妻の主張する睡眠薬への依存は説得力があり，病歴の辻褄もよく合っていたので，男性の激しい抵抗と抗議はあったが医療保護入院を行うことになった。当初，男性は弁護士を呼び，病棟から出ようとした。訪問するたびに私たちは罵られ，脅され，訴訟を起こすことが宣言された。看護スタッフを殴りそうになったために，一時的に保護室に入室となった。しかし，入院から2週間後，睡眠薬を常用量まで減量することに成

功すると，男性は別人のようになった。彼は私たちに感謝するように
なり，自分の行動を謝罪した。妻が最初に言っていたように，ベンゾジアゼピン系睡眠薬が常用量になった後は，男性は礼儀正しく，温厚な人であることが分かった。妻も，もともとはこういう人ですと教えてくれた。

C ベンゾジアゼピン系薬剤による QOL の低下

てんかん性脳症 [▶75] [☞ 103 頁] を伴う知的障害では，ベンゾジアゼピン系薬剤が小発作を誘発し，QOL に深刻な悪影響を及ぼすことがあります。

▶Case 39 ◢

20 代後半の男性。高等特別支援校を卒業後，ラーメン店の配達スタッフとして働き始めた。小学校入学前までの発達に遅れはなかったが，6 歳のときに，全般強直発作 [▶84] と 30～60 分持続する非定型欠神発作 [▶85] が始まり，レノックス・ガストー症候群 [▶86] の診断を受けた。小学校から高校までの間に，成績は徐々に

▶84 **全般強直発作**：レノックス・ガストー症候群患者において最も特徴的な発作型であり，主に上肢の伸展からなり，通常数秒～1 分間程度持続する。勢いが弱ければ，発作はもっぱら睡眠中に起こり，上肢もほとんど巻き込まず目が開くだけのこともあるが，勢いが強ければ下肢も巻き込まれて転倒する。このような発作が起こっている間，患者は原則として意識がなく，もし意識があれば，補足運動野起源の焦点発作の可能性などを疑う必要が出てくる。強直発作が単独で出現し，他の発作型を伴わない場合には，強直性収縮の要素が強い焦点意識減損発作（FIAS）の部分症状である可能性もある。発作時脳波は，脳波の平坦化と全般性速波律動（10～15 Hz）のさまざまな組み合わせからなる。**レノックス・ガストー症候群** [▶86] [☞次頁]，**全般性速波律動** [▶88] [☞ 115 頁] も参照。

▶85 **非定型欠神発作**：欠神発作は，短時間の意識障害を伴うてんかん発作であり，脳波上で全般性棘徐波に対応し，定型と非定型に分けられる。前者が発作時に 3 Hz の棘徐波複合を示すのに対し，後者はそれよりも遅く 1.5～2.5 Hz である。非定型欠神発作は，定型欠神発作と比較して，より緩徐に開始・終了する，カクカクと頭部や体がゆっくりと脱力して傾く，持続が長いといった特徴がある。非定型欠神発作は，レノックス・ガストー症候群やミオクロニー脱力てんかんの患者にしばしばみられる。

C ベンゾジアゼピン系薬剤による QOL の低下

下がり，中学生になると特別支援級に通うようになった。

　15歳までは，全般強直発作のため，しばしば転倒して怪我をしていた。中学卒業後，カルバマゼピンとバルプロ酸の併用療法により，日中に起こっていた全般強直発作は睡眠中にのみ起こるようになり，生活に大きな改善があった。

　当科初診の4ヵ月前，男性は風邪をひき，数年間なかった日中の転倒発作が，数回連続して起こった。驚いた家族が脳神経内科を緊急受診させたところ，クロナゼパムが1日1mg処方され，昼間の発作はすぐに治まった。しかし6週間後，特に今度は誘因なく日中の強直発作が再発した。脳神経内科医はクロナゼパムを2mgに増量し，再び発作は抑止されたが，今度は2週間後に発作が再発した。脳神経内科医はクロナゼパムの量を最終的には6mgまでに増やしたが，今度は強直発作を止めることができず群発するようになり，当院を受診するまでの4週間，連日転倒発作が起こっていた。

　当院初診時，クロナゼパムに加えてジアゼパム10mgも投与されたが，効果はまったくなかった。男性は車椅子で入室し，自立歩行は不可能で，食事や排泄ケアを含む日常生活動作（ADL）も全介助の状態だった。脳波記録では，覚醒状態では散発的な遅棘徐波 [▸87] がみられ，睡眠状態では全般性速波律動 [▸88] を示した。MRIでは目立った所見は認められなかった。入院後，ベンゾジアゼピンの漸減が開始された。当初，強直発作はさらに増加し，1時間に数回起こることもあった。入院後8週間はQOLに改善はなかったが，入院から3ヵ月後，ジアゼパムを中止し，クロナゼパムの1

▸86 レノックス・ガストー症候群：通常6歳以下で発症するてんかん性脳症である。全般強直発作および非定型欠神発作が中核症状であり，全般強直間代発作，ミオクロニー発作，脱力発作もしばしば併発する。発作間欠期脳波では，遅棘徐波がほぼ必発。睡眠中の記録では，全般性速波律動もしばしば検出される。非定型欠神発作の重複状態が約半数にみられ，数日〜数週間持続する。中等度〜重度の知的障害が併存する。[☞45頁　棘徐波昏迷 [▸27]，非けいれん性てんかん重積 [▸28] を参照]

▸87 遅棘徐波：遅棘徐波は，レノックス・ガストー症候群における特徴的な脳波所見であるが，3Hzの棘徐波が比較的一意的に定型欠神発作と対応するのに対して，対応する病態はより多様である。レノックス・ガストー症候群 [▸86] も参照のこと。
　・Lennox WG, et al（1950）[PMID：15417264]

日投与量が 1 mg に減った頃から，QOL の劇的な改善が認められた。男性は介助なしで自立歩行し，強直発作は 1 日数回に減少した。入院から 4 ヵ月後，クロナゼパムが 0.5 mg に減った時点で日中の強直発作は完全に消失した。クロナゼパムの服用を完全に中止すると，一過性に日中の強直発作が再発したが，それ以降は日中に発作を起こすことなく退院した。男性は再びラーメン店の出前スタッフとしての仕事を再開しがんばっている。

D ペランパネルによる脱抑制

脱抑制は，ベンゾジアゼピン系薬剤だけでなく，認知機能に影響を及ぼす可能性のあるフェノバルビタールなどの他の抗てんかん薬によっても引き起こされることがあります[307]。ペランパネルによる攻撃性の増大の問題は，すでに「抗てんかん薬の向精神作用による精神的問題」の項で触れましたが ［Step 2-2-4 ☞ 64 頁］，新規抗てんかん薬の中では，知的障害ではペランパネルが行動上の問題を引き起こすリスク因子であることが指摘されています[116, 275]。ただし，ペランパネルには認知機能への影響は今のところ確認されてはおらず[194]，AMPA 受容体への影響が直接攻撃性の問題と関連している可能性を指摘する研究者もいます[235]。

▼Case 40 ◢

40 代半ばの女性。20 年間，知的障害者施設で暮らしている。言葉としては「まんま」や「しっこ」といった幼児語がいくつか言

▶88 **全般性速波律動**（generalized fast activity）：全般性速波律動は，律動的な高振幅の速波活動であり，ほぼノンレム睡眠時にのみ出現する。以前はラピッド・リズム（rapid rhythm）などと呼ばれることが多かったが，他にもさまざまな名称がある。この脳波所見は基本的にはレノックス・ガストー症候群に対応しているが，焦点てんかんでもみられないことはない。
・ Brenner RP, et al（1982）［PMID：6808891］
・ Mohammadi M, et al（2015）［PMID：24809226］

える程度であった。原因不明の転倒と，10〜15分間続くその後の
もうろう状態のエピソードが2回続いたため，当院に紹介となっ
た。レベチラセタムを3,000 mgまで増量した3ヵ月後に，2回
の強直間代発作が生じたため，レベチラセタムがペランパネルに変
更された。

　ペランパネルを4 mgまで徐々に増量して以降，発作は消失し
たため，介護者は薬物療法の効果に喜んでいたが，女性は次第に叫
び声をあげるようになり，さらに夜間徘徊も始まった。われわれは
ペランパネルの精神症状の可能性があると告げ，その減量と別の薬
剤への切り替えを提案したが，介護者は前回の発作のときに受傷し
たこと，当直帯に1人で見守りを行う宿直の職員が発作がまた出
ないかと大きな不安を抱いていることから，ペランパネルの継続を
希望。そのため，精神症状に対してリスペリドンを3 mgまで追
加投与したが，逸脱行為はむしろ次第にエスカレートした。ペラン
パネルの投与開始から6ヵ月後，この女性は介護職員に噛みつい
て受傷させたため，ペランパネルは中止された。ペランパネルを中
止した後も，噛みつき行動や大声での威嚇はすぐには収まらず，も
との状態に戻るには1ヵ月以上の期間がかかった。強直間代発作
は現在も散発的に出現している。

E ダウン症候群に伴う 晩期発症ミオクローニーてんかん

　40代になると，ダウン症候群におけるてんかんの発症率は飛躍的
に高くなります。ですからダウン症候群を持つ人が40代になって他
の原因がなく発作を起こした場合，晩期発症ミオクローニーてんかん
（late-onset myoclonic epilepsy in Down syndrome：LOMEDS）と呼ばれる発作の
可能性をまずは考えてよいと思われます。こうした場合には，ほとん
どがダウン症候群に伴うアルツハイマー病がすでに併発しており，し
かもこの場合，通常のアルツハイマー病の10倍以上の頻度でてんか
んを併発するとされています[11]。

Case 41

ダウン症候群の 45 歳女性。介護職員が発作性の体の硬直に気づいたのは，彼女が初めて当院を受診する 3 年前であった。施設の嘱託医をしている精神科医に相談し，脳波検査が行われた。てんかん放電はないが，睡眠中にいわゆるミトンパターン [▶89] が記録され，てんかん活動を示す脳波異常だと判断された。クロナゼパムが開始され，発作性硬直エピソードは改善した。しかし，徐々に活動全般に対して意欲が低下し，もともとは好きだった歌やダンスをしなくなった。初診時，彼女は車椅子に乗っており，自立歩行は不可能で，食事や排泄ケアを含む ADL は全介助の状態であった。介護職員によると，当院を受診する前の数ヵ月間は，ほとんど何も喋らなくなり，ゆっくり長時間かけて食事介助を行っていたにもかかわらず，体重も 10 kg 以上減少しているとのことであった。

初診時，この女性にはクロナゼパム 1.5 mg が投与されていた。われわれはクロナゼパムを 2 週間ごとに 0.5 mg ずつ減量したが，これが劇的な効果をもたらした。1 日 1 mg に減量した時点で，女性は介助なしで自力で食事を摂るようになった。クロナゼパムを完全に中止してから 4 週間後，彼女は介助なしに歩いて診察室に入室し，「おはようごじゃます」と挨拶ができた。クロナゼパムを中止し，レベチラセタムが 1 日量で 500 mg 投与された。10 日後に離脱発作と思われるてんかん発作が生じたが，それ以降は発

▶89 **ミトンパターン**：前頭部の紡錘波の最後の波が比較的高振幅になりミトンの親指に見立てられ，それに続く徐波がミトンの残りの 4 本の指に見立てられた脳波の形を言う。睡眠段階 2〜3 に比較的よく出現し，K 複合あるいは頭蓋頂鋭一過波の亜種であるという説もある。10〜12 Hz の親指成分を持つ B ミトンパターンは，統合失調症との関連を主張されていたこともある。6 Hz 棘徐波複合（かつてのファントム棘徐波：FOLD 型）や睡眠時良性てんかん型一過波（BETS）といった，てんかんとの直接的な関連性がない，あるいは関連性に疑問がある他の脳波所見と同様に，診断に用いることは基本的には今の時点では避けるべきであろう。ただし，40 代後半以降のダウン症候群においては，ミトンパターンが全般性棘徐波あるいは多棘徐波の崩れた形と解釈されて，てんかんと関係があると一部では主張されている。
- Azzam R, et al（2014）[PMID：25080775]
- Fortea J, et al（2021）[PMID：34687637]
- Struve FA, et al（1968）[PMID：4169749]

E ダウン症候群に伴う晩期発症ミオクロニーてんかん

作の再発はない。脳波は背景波の徐波化のみで特記すべきてんかん性異常波は終始検出できなかった。2年以上，この女性は調子の良い状態で歌を歌ったりダンスをしたりしていたが，その後再び徐々に認知機能の悪化が進行し，寝たきりの状態となったため，全身管理を主体とする施設に移送された。

　この事例では，明確なてんかん性の脳波異常も検出できず，さらには熱心な介護職員が見つけ出した「発作性の体の硬直」が，本当にLOMEDS の部分症状であるミオクロニー発作と考えてよいのかも分からないところがあります。**Case 39** と同様に，ベンゾジアゼピン系抗てんかん薬の投与が ADL を極端に悪化させたのではないかということは，経過をみると確からしいように思えますが，「発作性の体の硬直」が，本当にミオクロニー発作であったのか，レベチラセタムの投薬は必要であったのかは分からないところがあります。

　他方で，その後，2年間の小康状態はありましたが，最終的には急速に認知機能障害が進行してしまったことは，てんかん発作の発症をきっかけとして進行性ミオクローヌスてんかん様の経過をたどるという LOMEDS の経過に矛盾しておらず，やはり「発作性の体の硬直」は，てんかん発作であった可能性もあります。そうであるとすれば，てんかんの継続は認知機能障害の進行を早めるというデータもありますから，悩ましいところですがやはりレベチラセタムの投薬は必要であったという意見もあるでしょう。

　知的障害を伴うてんかんは医学的にも未知の事柄が多く，本人からの情報がそれほど期待できない場合もあり，事例ごとにベストプラクティスと思われる介入を組み立てていくしかないことが少なからずあります。

　なお，思春期から青年期のダウン症候群に併発するてんかんは LOMEDS とは別のもので，通常は認知機能の悪化やアルツハイマー病の合併とは無関係であることが多く，てんかんとしては大きな問題とはならないケースが多いので別途考えていただく必要があります。

6 てんかんの外科治療後

　薬剤抵抗性のてんかんに対して外科的介入を行った後に，さまざまな精神医学的問題が現れることがあります[163]。本節では，その中でもうつ病と精神病を取り上げます。その理由はいずれも生活に多大な影響があるからです。前者は気づかずに放置しておくと自殺につながる可能性があり，後者も介入しないと，周囲の人との関係やその人の社会的な立場を修復困難なほど破壊する可能性があります。これらはしばしば，てんかん発作そのものよりも大きなダメージを本人・家族に結果としては与えてしまいます。さらに頻度は低いですが，それまでにはなかった PNES が外科的介入後に新たに発生する場合があり，これも付け加えて説明しておきます。

A 新規に発症するうつ病

▼Case 42 ◢

　30代前半の公認会計士。2歳のときに熱性けいれん重積状態を経験した。10歳のとき，吐き気のような何とも言えない感覚に襲われ，それに引き続いて，過去の特定の場面をいつも発作性に鮮明に思い出すようになった。この女性は27歳のときに吐き気発作の後，地下鉄の駅で意識を失って転倒するまで未治療であった。その後，月単位で意識消失発作が出現するようになり，数分の間，意味もなく歩き回り，ぶつぶつ独り言を言い後からそれを覚えていないエピソードが出現するようになった。何種類もの抗てんかん薬が上限まで試されたが，こうした突然の徘徊はなくならず，彼女はついにはそのために失職することになり，当科に紹介受診となった。
　MRIで右海馬の硬化が確認され，発作脳波同時記録で，**律動性**

θ 波活動 [♪90] が右蝶形骨電極 [♪91] で繰り返し確認された。前側頭部切除術が行われ，術後発作の再発は 20 年以上起こっていない。しかし，外科的介入から 2 ヵ月後，患者は次第に落ち着かなくなり，切迫した希死念慮を訴え始めた。直ちに医療保護入院とし，抗うつ薬もクロミプラミンの点滴を含め上限まで試したがまったく無効で，切迫した希死念慮と一時もじっとしていられないような不穏状態が続いた。ラモトリギンによって気分の改善の気配がみられたが，急速な白血球減少のため中止せざるを得なくなった。通常はてんかん患者において推奨されない炭酸リチウム [♪92] が奏効し，抑うつ気分は徐々に緩和され，最終的には 6 ヵ月間の入院の後，精神科病棟から退院することになった。手術から 2 年後，彼女は公認会計士として再就職し，カルバマゼピン以外のすべての薬物療法は中止している。

♪90 **律動性 θ 波活動**：焦点意識減損発作（FIAS）中に出現する発作時脳波記録中の律動性の θ または a 活動は，明瞭な側方性を示す場合，海馬硬化を伴う側頭葉てんかんにおいては外科的介入を行う上での高い局在価値がある。発作時脳波変化の初期に出現すればもちろんであるが，たとえ若干開始から遅れてであっても，目につく変化としてそれが出現すればそれなりの重みづけを持って評価できる。精神運動発作異型（psychomotor variant）と以前は呼ばれ，現在は眠気時律動性中側頭部 θ（rhythmic mid-temporal theta of drowsiness）とも呼ばれている波形はこれとは違い，てんかんと直接の関係はない。傾眠時や軽睡眠期に出現することが多く，一側ないしは両側の中側頭部優位に 5 秒〜1 分程度持続する 4〜7 Hz の θ 群波であるが，特に臨床的な意味はなく，FIAS の発作時脳波との混乱を避けるために覚えておいてもよい。
・Sirin NG, et al（2013）[PMID：23912569]
・Sakai Y, et al（2002）[PMID：12018959]
♪91 **蝶形骨電極**：頭蓋底の頬骨弓のすぐ下にある下顎骨の切れ込みから挿入される細い針状電極。内側側頭葉てんかん患者の 5〜10％ は，てんかん外科手術のための発作脳波同時記録において，標準的な電極では検出できない側方性の情報が蝶形骨電極の挿入によって得られることがあった。2025 年 2 月現在，本邦では保険収載ができなかったため使用することができない。
・Cherian A, et al（2012）[PMID：21871835]
♪92 **炭酸リチウム**：双極症の治療の第一選択薬。システマティックレビューでは，15 年以上リチウムを投与された患者の 4.3％ が慢性腎臓病を発症し，そのうち 1.4％ が腎不全に進行した。双極症に対する有効性が高いという点では，リスクとベネフィットのバランスを慎重に勘案する必要がある。
・Werneke U, et al（2012）[PMID：22404233]

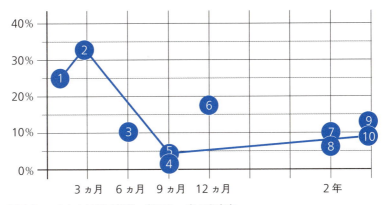

図14 てんかん外科手術後の新規うつ病の発症率
術後3ヵ月は新規うつ病の発症率は急峻に上昇するが，その後は減少に転じ，ほぼ術後1年で底を打ち，術後2年目にプラトーになる．術後2年目の10％の発症率は，発作が止まっている場合のてんかんを持つ人におけるうつの発症率とほぼ一致している．①〜⑩の番号は，以下の文献に対応．
① Wrench J, et al. Epilepsia, 2004[320]
② Moss K, et al. Acta Neurol Scand, 2009[204]
③ Barbieri V, et al. Epidemiol Psychiatr Sci, 2011[25]
④ Siegel AM, et al. Epilepsy Res, 2008[268]
⑤ Filho GM, et al. Epilepsy Res, 2012[86]
⑥ Anhoury S, et al. Epilepsia, 2000[12]
⑦ Naylor AS, et al. J Neurol Neurosurg Psychiat, 1994[216]
⑧ Altshuler L, et al. J Neuropsychiatry Clinl Neurosci, 1999[10]
⑨ Kanemoto K, et al. J Neuropsychiatry Clin Neurosci, 2001[133]
⑩ Cleary RA, et al. Epilepsia, 2012[57]

　Wrenchら[319]の注目すべき報告では，外科的介入以前に抑うつ状態を呈したことがなくても，内側側頭葉硬化症患者で，重度の抑うつエピソードが新たに発生する可能性があることが確認されています．図14に示したように，従来の報告でもうつ病は，平均して術後3〜4ヵ月以内に発症し，可逆的で治療可能であるが，気づかなければ容易に自殺に至るため，内側側頭葉てんかんの治療に当たる医療関係者においてはその認識と術前の患者・家族への説明は必須となります．

Clinical tips 12

海馬硬化症へ手術的介入を行う場合，治療可能な重度の抑うつ状態が一過性に術後3〜4ヵ月前後で生じる可能性があることを，術前に医療スタッフ，患者，家族と共有しておくことは必須である．

A　新規に発症するうつ病

B 手術前に精神病エピソードがある場合

　てんかん手術後に精神病が出現する頻度はうつ病の出現よりもかなり低いことが知られています。多くの場合は、うつ病と同様に一過性であり、少なくとも抗精神病薬による治療と支持的な精神療法によって改善するものが大部分ですが、うつ病とは異なり年余にわたって継続的な治療的介入が必要となる場合があり、稀ではあるものの永続的となる場合もあります。術前の抑うつ状態のエピソードの有無は、術後の抑うつ状態の発症の頻度と相関しないことが知られていますが、術前の精神病のエピソードは術後の精神病の出現頻度を大幅に高めます。以下は **Case 22** ［☞ 72頁］ の続きです。

▼Case 22 （つづき）◢

　Case 22 では、MRI 所見で左海馬硬化が示唆された。発作時脳波記録では、左蝶形骨電極に律動性 θ 波が繰り返し認められた。このため、外科的介入が行われることになった。術前 IQ は 98 であった。

　左前側頭部切除 1 ヵ月後、患者は「今が死ぬべきときだ」という強迫観念に悩まされるようになった。この観念は、洗顔や料理など日常生活の中で繰り返し浮かんできた。彼女は大好きだった祖父母のところへ行くのを避けていたが、それは高齢の人に宿る不老長寿の霊が自分に移り、望まない不老長寿になってしまうのではないかという奇妙な考えのためだった。毎週の支持的精神療法と抗精神病薬による 12 ヵ月の経過観察の後、徐々に、こうした観念から距離を置くことができるようになった。手術から 5 年後、彼女は一般事務職に就労し、活発にボランティア活動も行っている。しかし、その状態を維持するためには、6 mg の **リスペリドン** ［▶61］［☞ 75頁］ と折に触れた支持的精神療法が欠かせない。術後 1 年以内に何度か睡眠時大発作を起こして以降は、発作は再発していない。

われわれの検討では，外科的介入前に一過性の精神病エピソードの既往がある患者が術後に精神病を発症する頻度は，そうでない患者に比べ 8 倍になるという結果が出ました[133]。D'Alessio ら[61] の最近の知見では，発作間欠期精神病の既往がある患者 8 人中 4 人が，2 年間の追跡期間中に術後精神病を経験しています。最近のシステマティックレビューでも，術後精神病の最も有力な予測因子は術前の発作間欠期精神病の既往であることが明らかになっています[44]。ただし，外科的介入においては，発作間欠間精神病と発作後精神病を混同しないことが重要です（表 11）。発作後精神病の場合，外科的介入が成功すれば精神病の予後は良いですが，発作間欠期精神病の場合は必ずしもそうではないからです。

　Adachi ら[1] は，発作間欠期精神病は 2 つの異なる起源，すなわち遺伝的な要素とてんかん性の要素に由来することを疫学研究によって示しています。後者の場合，精神病の発症までには，てんかん発症から長い潜伏期（10 年以上）を必要とします。より正確には，意識減損発作や強直間代発作の合計回数が増すごとに精神病の発症率が上昇するという関係になっています（図 15）。一方，遺伝的な要因が優勢である場合，精神病もてんかんも共通の遺伝的素因に対する表現型の可能性があります[3, 109]。遺伝的要因が優勢な場合には，精神病の発症とてんかんの発症の潜伏期間は短い傾向にあり，精神病エピソードの家族歴が聴取される頻度が高くなります。遺伝的要因が優勢な場合，外科的介入後の精神医学的後遺症が理屈からいえばより長引く可能性が推察されますが，実際には十分な疫学的な証拠はありません。

表 11　発作後精神病（PIP）と発作間欠期精神病（IIP）の比較

精神病の タイプ	急性か 慢性化か	潜伏 期間*	精神病状態の 持続期間	側頭葉てん かんの比率	外科手術成功後 の精神科的予後
PIP	急性	非常に 長い	数日から数週	非常に高い	非常に良い
IIP （交代性精神病 を含む）	亜急性	長い	数週から数か月	比較的高い	精神病エピソード の再発率は高い

* 精神病とてんかんの発症年齢のずれ（いずれも 10 年は超える）

B　手術前に精神病エピソードがある場合

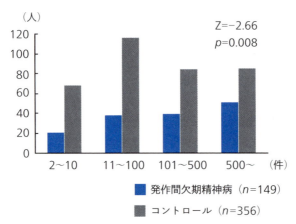

図15 てんかん発症から精神病発症までのてんかん発作総数（焦点性てんかん）
縦軸は精神病エピソードを有する患者数，横軸はてんかん発作の総数にそれぞれ対応する。
本図は足立直人氏のご厚意で掲載させていただいた。
〔Adachi N, Akanuma N, Fenwick P, et al：Seizure activity and individual vulnerability on first-episode interictal psychosis in epilepsy. Epilepsy Behav 79：234-238, 2018 より転載〕

Clinical tips 13

外科的介入成功後の精神医学的転帰の見通しは，発作後精神病と発作間欠期精神病とで異なることを知っておく。

C 遺伝的要因が優勢な可能性がある術後精神病

　以下は，遺伝的要因が比較的大きな役割を果たしたのではないかと推定される事例です。

▼Case 43◢

　空手の有段者の高校生。統合失調症の家族歴あり。15歳のとき，最初のてんかん発作と思われる発作を起こしたが，もっぱら睡眠中であった。その1年後に口部自動症を伴う意識減損発作が始まった。カルバマゼピン投与開始後，発作頻度は週1回から月1

回へと劇的に減少した。脳波では右と左の前側頭部に独立して鋭波が出現していた。MRI では特記すべき病変は認められなかった。WAIS での総 IQ は 99 であった。

　経過を経るに従って，次第に易刺激性が増し，17 歳のときには，学校で自分の悪口を言ったと誤解して同級生に怪我を負わせた。20 歳のとき，両親とともに当科に紹介受診。精神的安定とてんかん発作の抑制を目的に外科的な介入の希望があったが，MRI で病変を認めず，現在の精神症状の内容や，てんかん発症から精神症状発現までの潜伏期が短いことなどから少なくとも精神科的な症状の改善が期待できるかどうかは分からないと説明すると，別のてんかんセンターに相談先が変更になった。そのてんかんセンターで直ちに術前評価が行われ，発作モニタリングの結果，意識減損発作は，左内側側頭部由来であることが確認された。21 歳のとき，左前側頭部切除が行われ，以降，発作は消失した。

　術後半年くらいして，ある日，彼は突然私の外来に訪れ，「A 先生（別のてんかんセンターの脳神経外科医）に再手術を受けるように言われました（のちにこれは事実ではなく，A 先生の声が幻聴として聞こえていたことが判明した）。母は反対していますが，手術を受けなければ先へ進めません。お世話になった先生に手術を受ける前に，今までの御礼を言いたくて来ました」と言ってくれた。この訪問からさらに半年後，他院でフォローされていた彼は相当量のドパミン遮断薬を服用していたにもかかわらず，幻聴に反応して隣人を殴り，医療保護入院となった。ここ 10 年間，精神病症状のための入院期間は合計 6 年以上に及ぶ。

　例外的ではありますが，てんかん外科手術後，こうした事例が存在することは比較的早くから Stevens が先駆的に警告しています[281]。こうした経験が，精神病の既往歴がある患者をてんかん外科手術の適応とすることを少なからぬ脳神経外科医にためらわせることになりました。実際，精神病エピソードを有するてんかん患者は，**Case 43** がそうであったように，術後も現実の生活機能に改善がみられな

C　遺伝的要因が優勢な可能性がある術後精神病

い[125, 273]，あるいは精神症状が悪化した[82, 125, 174, 184, 254, 289, 298] といった経験から，少なからず，てんかん外科手術の適応外とされてきました。精神病エピソードは術前に既往歴のないてんかん患者でも術後に新たに発症する可能性が知られており，その発生率は 0〜12% と報告によってばらついていますが[12, 35, 42, 46, 57, 68, 86, 87, 125, 133, 164, 174, 190, 216, 238, 266, 268, 271, 289, 314]，比較的最近の報告では 1.1% 程度と決して高くありません[68]。一方，ほとんどの事例で術後に精神病の持続的な悪化がみられないこと[289]，また，逆に少なからぬ患者で既存の精神病の改善がみられることも知られています[125]。さらに，精神病を伴うてんかん症例においては，たとえ精神病が持続しても，発作がなくなるだけで全体としてはまだ「まし」であるという評価もあります[82, 254]。また，術前に精神病エピソードの既往歴のない患者に新規発生する術後精神病は，ほとんどの事例で一過性で，自然に消退するか，少なくとも抗精神病薬によく反応します[36, 43, 68]。

　したがって，結論としては，術前に精神病エピソードがある事例についても，あらかじめ外科的介入を絶対的禁忌とすべきではなく，術前の共同意思決定（SDM）を徹底して行い，万一，精神病状態が発生した場合には，どのように介入するかの手順も含めて，リスクを患者，家族としっかり共有しておくことが強く推奨されます[169]。特定の病態においては外科的介入によって精神病状態が発生するリスクが高まること，さらには，稀ではあるが精神病状態が難治化し持続しうることが，患者，家族に確実に共有された上であれば，最終的な意思決定は患者，家族の手に委ねられるべきであると考えます。

Clinical tips 14

- 術前に発作間欠期精神病のエピソードがある患者は，術後に精神病エピソードの再燃をきたすリスクが高まる。
- それを根拠に外科的介入の禁忌とみなすのではなく，最悪のシナリオを含めた精神的な問題についての確実な情報共有が患者・家族とできたならば，最終的な意志決定は患者・家族に委ねられるべきである。

D 新規に発症する PNES

　頻度は高くありませんが一定の割合（4～10%）で外科的介入後に新たに PNES が発症することが知られています[94, 168, 189, 202, 220, 230, 231]。特に知的障害を伴う事例では発症リスクが高くなります[16]。術後に新たに出現した PNES は，そのほとんどが診断を誤らなければ速やかに消失する傾向にあります。したがって，てんかん発作様の症状が非てんかん性であるかどうかを判断することが治療的にも最も重要になります。また，術前に PNES を併発していても，多くの場合は外科的介入が成功すれば PNES も消失ないしは改善することが多いので，術前の PNES の存在は手術的介入の禁忌にはならないことにも留意すべきです[230]。しかし，この病態の誤認は，不必要な再手術をもたらす可能性があり，法的な紛争に巻き込まれるリスクもあるのでビデオ脳波モニタリングによる確実な鑑別がどうしても必要です。

▼ Case 44 ◢

　20 代前半の男性。3 歳のときに熱性けいれんの重積あり。意識減損発作の最初のエピソードは 15 歳で，しばしば吐き気が先行し，時に左側優位の強直間代発作を起こした。薬剤抵抗性で，規則的な服薬にもかかわらず発作は毎週のように起こっていた。もともと，攻撃的で爆発的な性格であり，自分が気に入らない職場の特定の同僚に対して手が出ることもあった。MRI では，右海馬硬化と側頭葉全体に及ぶ萎縮が認められ，発作時のビデオ脳波モニタリングでは，意識減損発作時に右蝶形骨電極で律動性の θ 活動が認められた。前側頭葉切除術が行われた。

　前側頭葉切除術から 6 ヵ月後，数分間の意識減損とそれに続く徘徊が毎週起こるようになった。男性はこれらのエピソード中に何が起こったかを思い出すことができなかった。ビデオ脳波モニタリングにより，これらの「発作」は非てんかん性であることが確認さ

れた。ビデオモニタリングの後，発作は激減し，数ヵ月後には完全に消失した。最後のビデオ脳波モニタリングから 8 年以上経過しても，てんかん発作も PNES も観察されていない。

7 心因性非てんかん発作（PNES）の診断

　本節では，**Step 0-4**［☞14頁］で予告したように，PNESがよく現れる典型的なセッティングをいくつか個別に示します。PNESに遭遇する状況を便宜的に3つのタイプに分類しました。①けいれん性PNES，②けいれんを伴わない転倒発作，③けいれんも転倒発作も伴わない意識障害です。

　これらの分類は，次の3つの点で，臨床的に違いがあります。
- ビデオ脳波モニタリングやスマートフォンでの撮影によって「発作」の動画が得られるかどうか
- 過剰な医療的介入のリスクが大きいかどうか
- 診断の難易度が高いかどうか

　ここに重要なただし書きとして付け加えておくべきなのは，PNESの可能性はMRI検査や血液検査を含め，ひと通りの身体的な除外診断を経た後で考えるべきであること，さらに下記のアドバイスは，主にてんかんとPNESを念頭に置いたものであって，非てんかん性の脳の疾患のきわめて広範な病態との鑑別は決して尽くされてはいないということです。

A けいれん性PNES

　けいれん性PNESをてんかん発作と鑑別するためには，逆説的ですが，てんかんによる強直間代発作の定型的な順番，すなわち，①初期叫声，②強直期，③急速で小さな間代期，④ゆっくりとした大きな間代期，最後の⑤いびき様呼吸（図16A）という起承転結によく習熟しておくことがまずは最も役に立ちます。PNES発作では，こうしたステレオタイプな起承転結が発作のたびごとに再現されることはない

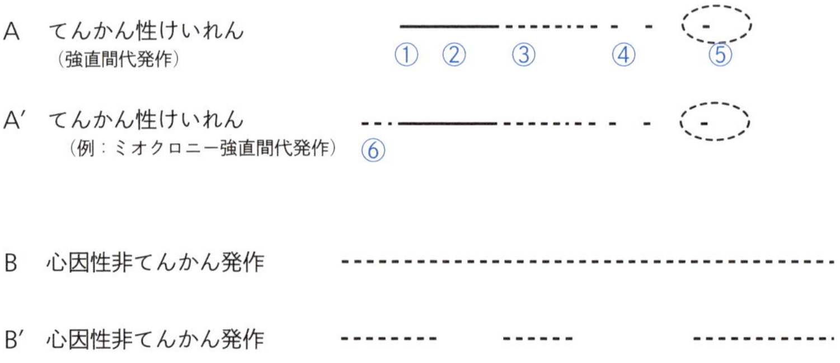

A　てんかん性けいれん
　（強直間代発作）
　　　　　① ② ③ ④ ⑤

A′　てんかん性けいれん
　（例：ミオクロニー強直間代発作）　⑥

B　心因性非てんかん発作

B′　心因性非てんかん発作

① 初期叫声。
② 硬直期。
③ 急速で小さな間代期。
④ ゆっくりとした大きな間代期。
⑤ いびき様呼吸。
⑥ 先行する運動症状は，てんかんのタイプによっていくつかのバリエーションがある。
　例：若年ミオクロニーてんかんの繰り返される両側性のミオクロニー発作や，
　　　一次運動野に由来するてんかんのジャクソンマーチ。

図 16　けいれん性 PNES とてんかん性けいれんのリズム

からです（図 16B，B′）。てんかんの場合，患者によっては，④のゆっくりとした大きな間代期の後（図 16A，A′ の点線で丸く囲んだ部分）に，不規則にミオクロニーがバラバラっと起こることがあります。てんかんによる強直間代発作が始まる前に，意識がまだある状態で両側性のミオクロニー発作（若年ミオクロニーてんかん）やジャクソンマーチ（図 16A′）などのさまざまな運動症状が現れるバリエーションもあります。また，①や⑤は真のてんかん発作であっても全部がこの起承転結でそろわないことはしばしばあります。このようにさまざまの形のバリエーションが生じますが，強直間代発作の核となる ①〜⑤の順序そのものは変わらないので，フルバージョンの①〜⑤の一連の流れ，基本の起承転結に習熟しておけば，判別は難しくありません。

　PNES の発作は，図 16B′ に示すように，1 回の発作中にしばしば断続的に開始，終了，再発を繰り返します。てんかんによる発作でも，1 回けいれんが終わったかと思うとまた始まってしまうということもありますが，通常，1 つひとつのエピソードにおいて①〜⑤の起承

転結が見て取れます。てんかんによる強直間代発作にはこうした特徴的な起承転結[311]がみられるため，けいれん性 PNES とてんかん発作の鑑別に**筋電図検査** [▶93] が役に立つのではないかと考えられています。最近は在宅での発作をモニターするために，Apple Watch などのウェアラブル端末を用いて発作時の筋電図を記録する試みが進められています。

1 立位で腕をブルブル揺する[33, 54, 90]

このような症例では，両手を一定のリズムでブルブル震わせているのがしばしば観察されます。外からの声掛けには反応する場合もあれば反応しない場合もあり，腕振りの間にも反応性は変動します。眼は普通に瞬目をしながら開いたままのことも少なくありません。短い場合もありますが，十数分〜数十分持続することもままあります。

▼**Case 45** ◢

　中等度の知的障害のある 20 代前半の男性。作業中に毎日何度も「てんかん発作」が起こるようになったと紹介されてきた。バルプロ酸とペランパネルが処方されていたが，効果はなかった。発作の持続時間は数分〜1 時間とまちまちであった，

　発作の間，この男性は手をブルブルと震わせ続け，周りからの刺激にまったく反応しなかった。生活状況を詳しく聞くと，作業所で管理者が変わり，整理整頓などを厳しく指導され，注意を受けたのにきちんとそれが守れないことを叱責されるようになったことが分かった。私たちはその管理者に，何度も分かりやすく言わないと男性には分からないこと，現在のけいれんはおそらくストレスによる

▶93 **筋電図検査**：骨格筋から発生する電気的活動を評価・記録するために用いられる技術である。医学的診断ツールとしては，主に神経伝導速度の検査と組み合わせて神経筋疾患の同定に用いられる。筋電図検査には表面筋電図と針筋電図の 2 種類がある。前者は侵襲性が低いのが長所であるが，個々の筋肉の正確な評価は後者の方法でしかできない。脳波検査では，骨格筋の活動電位が筋電図として混入するアーチファクトがよくみられる。

Ａ　けいれん性 PNES　　131

ものであることを伝え，どのように支援していくとよいかについて話し合いがもたれた。その後，「てんかん発作」は次第に出なくなり，1ヵ月後には完全に消失し，抗てんかん薬も漸減されていき，中止された。

　継続時間の長さと腕の震えが主要な症状で，反応性の喪失ないしは減弱が伴っている場合がある，という字面だけみると，ミオクロニー発作重積状態あるいはミオクロニー欠神発作重積状態が鑑別診断の候補となることになります。若年ミオクロニーてんかんの**ミオクロニー発作重積** [▸94] は，処方された抗てんかん薬を飲み忘れた場合や極端な寝不足があった場合などに，ミオクロニー発作が数十分〜数時間にわたって何度も群発して起こってしまう状態で，通常は意識は保たれています。しかし，この場合，1つひとつのミオクロニー発作の持続時間は，通常1秒を超えることはなく，ばらばらに途切れており，また起こり方も振戦様ではなく不規則です。さらにこうした群発時には，発作後，一瞬脱力が起こり，腰砕けになることがあります。いずれにしても見たことがあると PNES の場合とは随分症状が違うことがわかります。

　環状 20 番染色体症候群 [▸95] では，変動する意識状態の下でミオ

▸94 **ミオクロニー発作重積**：国際分類においてミオクロニー発作重積（myoclonic status epilepticus）は，関節運動を伴う粗大な運動症状が「前景に出ている」ために非けいれん性てんかん重積（NCSE）ではなく，けいれん性の重積状態に分類されている。その背景にある主要な病態は，この用語の生みの親であるアンリ・ガストー（Henri Gastaut）のもともとの考えでは無酸素脳症などの重篤な脳の疾患において出現するミオクロニーの重積が念頭に置かれていたが，現行の分類ではここに若年ミオクロニーてんかんの断薬の際に観察されるようなミオクロニーの群発も含まれてしまっている。他方で昏迷状態を呈し眼瞼や上肢の微細なミオクロニーを伴うような若年ミオクロニーてんかんの事例は，その運動症状が「前景に出」てはいないと判断され，ミオクロニー欠神発作重積状態（myoclonic absence status epilepticus）として NCSE に含まれている。しかしその程度の軽微なミオクロニーは，欠神発作重積であってもしばしば伴うことはよく知られており，そうなると症候的に両者を区別する意味がよく理解できなくなる。つまりかなり問題含みの用語であることは間違いない。
・Larch J, et al（2009）[PMID：20045780]
・Shorvon S, et al（2005）[PMID：16302878]
・Gélisse P, et al（2015）[PMID：25644293]

クロニー発作が1時間以上も継続することがあります。しかし，この場合，発作は年余にわたって毎日繰り返されるとともに，一瞬のしかめ面のような他の運動要素も併発する点が臨床上も大きく違いますし，毎日長時間発作症状が出現するため，発作脳波同時記録によって，PNESの鑑別は即座に行うことができます。

震えは片側の場合もあります。しかし，ジャクソンマーチや焦点運動発作とは異なり，基本的には関節運動の屈曲・伸展ともに筋肉が緊張する振戦様運動であり，持続時間はてんかんによる発作よりも長い傾向があります。単麻痺や片麻痺はしばしばその後に起こりますが，トッドの麻痺よりも通常ははるかに長く持続することが多く，震えに麻痺が先行することも珍しくありません。

▼Case 46 ◢

　20歳の女性。両手の震えが発作性に毎月出現するようになり，てんかんではないかということで近医にてレベチラセタム1,000 mgが開始された。半年後，原因不明の右片麻痺のため入院したが，画像検査や血液検査では異常は認められなかった。入院1ヵ月後，意識障害を伴わない右手のピクピクが新たに出現した。レベチラセタムを3,000 mgに増量し，カルバマゼピンとペランパネルも新たに追加されたが，「発作」は回数と強度を増し，ついには意識障害を伴う全身のけいれんが発作性に出現するようになった。けいれんは抗てんかん薬にまったく反応しないために，ミダゾラムで麻酔をかけられ，挿管となった。しかし，ミダゾラムを減量

▸95 **環状20番染色体症候群**：20番染色体の末端同士がくっついてしまい環状となってしまった染色体異常を持つ人において連日1〜2時間の非けいれん性てんかん重積（NCSE）が起こる特徴的な症候群。重症例では，ミオクロニーが目立つミオクロニー発作重積を呈する場合もある。脳波は定型的な棘徐波ではなく，徐波の連続に不規則に棘波が混入するような多型性の異常が対応する。20番染色体はキメラ状態となっておりその割合は症例により，環状20番染色体の割合が多いほど，知的障害や行動異常などが発作間欠期にも出現するようになる。割合が少ない場合には発作間欠期の知的障害や行動障害は目立たない。
・Inoue Y, et al（1997）［PMID：9217679］

Ａ　けいれん性PNES　　133

し，抜管を試みるたびに全身のけいれんが再燃するため，1週間後，当院に移送されてきた。けいれんの性状は，振戦様で，起承転結を伴わない震えが断続的に何十分も続いており，てんかんによるけいれんとは異なっていることが強く疑われた。発作脳波同時記録でもてんかん放電は発作時にも出ていないことが確認された。てんかん発作ではないことを患者，家族に告知した上で，投与されている抗てんかん薬をすべて中止したところ，「発作」は再燃せず，1週間後には投薬なしで退院となった。

2 転倒せずに頭を左右に振る[21, 33)]

発作時に頭を左右に振ることは，特に反応性が保たれている状態で起こる場合には，非てんかん性の可能性の有力な傍証の1つとなります。これは，患者が直立しているか坐位のときに起こりやすい症状です。原則的に，てんかんにおける頭部の運動は，けいれん性の場合には，強直性でも間代性でもどちらか一方への向反という形を取ります [向反発作 [♦26] ☞ 43 頁]。同じ方向への強直または間代性の回旋が起こった後で，意識が減損している場合には，逆側への回旋が引き続くことはありますが，てんかん発作では一側から逆側へ「いやいや」をするような交互の回旋を繰り返すことはほとんどありません。

頭を左右に振る横方向の動きとは対照的に，うなずくような縦方向の動きはてんかんの症状である場合があります。たとえば，原発性読書てんかん [♦96] での運動徴候は，意識保持下で顎のカクカクから発作が始まるのが典型的です[19)]。

3 転倒後のピクつき

典型例では転倒後，ピクつきが断続的に起こりますが [図 16B' ☞ 130 頁]，関節運動を伴うかどうか，身体のどの部位がピクつくかはかなりランダムに分布し，順序や組み合わせがしばしば解剖学的には説明できないことがあります。全身がけいれんすることもありますが，

個々の上肢や下肢がバラバラにけいれんすることもあります。

　発作の初発症状が転倒であり，患者が立位から強直（手足をつっぱる）や間代（ガクガクけいれんする）を伴わずに倒れる場合，PNESを疑う前に失神発作を除外しなければなりません[176]。失神発作では，倒れた後数秒以内に一過性のけいれんがしばしば出現します。しかし，PNESのように分単位以上にわたってけいれんが続くことはありません。転倒後のピクつきという形を取るPNESは，しばしばてんかんによる強直間代発作と誤診され，抗てんかん薬を投与されますが，強直間代発作の起承転結と合致しない場合，失神発作およびPNESの除外診断が，抗てんかん薬の投与前に必須です。

4　全身または身体の一部の硬直

　これはけいれん性PNESでは比較的頻度の低いタイプですが，鑑別診断の難易度は格段に高く，目視だけでPNESを強く疑うことは困難です。四肢のいずれかの強直タイプのけいれんが5分以上続く場合，PNESは鑑別診断の候補となります。固まった手の形が指差し，ジャンケンのパー，グーの形をしている場合には，PNESを考える1つの傍証になる場合があるという報告があります。しかし，観察された症状が既存のてんかん発作に当てはまらない場合でも，最近までは知られていなかった**faciobrachial dystonic seizure**［▶68］［☞84頁］のように，大脳基底核や他の皮質下領域に由来する自分の

▶96　**原発性読書てんかん**：反射性てんかんの一種である。短時間の顎のけいれんを主徴とする発作は，基本的には読書によって誘発される。顎のけいれんが出現しているのを無視してそのまま読書を続けると，顎のけいれんから全身の強直間代発作に進展することがある。脳波には，優位半球の側頭-頭頂に最大振幅を持つ両側性同期放電が記録されることがある。バルプロ酸が一般的には有効であるとされる。一部の家系では，不完全浸透の常染色体優性遺伝が原因として提唱されている。読書てんかんには，発作性失読が読書によって誘発される別のタイプもある。このタイプにはナトリウムチャネル遮断薬が効果を示す。
　・Wolf P：Reading epilepsy. In：Roger J, et al（eds）：Epileptic Syndromes in Infancy, Childhood, and Adolescence, 2nd ed. John Libbey, 1992, pp281-298
　・Osei-Lah AD, et al（2010）［PMID：21175609］

知らない不随意運動の可能性があることも念頭に置いておくほうがよいでしょう。

　先ほど紹介した筋電図を利用した在宅での記録が可能となった場合には，けいれんを伴うてんかん発作がそれぞれに対応する特異的な筋電図パターンを示す可能性が報告されているので[28]，今後鑑別に役立つ可能性もあります。

B　けいれんを伴わない転倒発作

　転倒はけいれんと並んでPNESで最も頻繁に出現する症状の1つです。転倒は突然起こるため，発作脳波同時記録のために入院し，モニタリング装置を付けているとき以外の自然な環境下で動画撮影をすることは非常に困難で，監視カメラなどに映っている場合に限られます。転倒エピソードはさまざまな原因から起こりますが，転倒後の随伴症状によってはPNESを疑う手掛かりになる場合があります。

1　転倒後の失立失歩

　転倒後，全身または身体の一部が動かなくなったり，声が出なくなったりするなどの神経学的所見の外観を呈するいわゆる偽神経学的と呼ばれる症状が続発することがあります。意識があるのに立てなくなる状態が失立失歩 [♪97] です。典型例では，転倒後，目を閉じた状態での無反応状態を挟んで，意識の回復途中で体を起こせない状態を呈する場合があります。きっかけの有無を過大に評価することは誤診のもとになりますが，こうしたエピソードが，家族との諍いや，ストレスのかかる出来事が予想される学校や職場への出勤など，感情的ま

♪97　失立失歩：失立失歩（astasia-abasia）は，立ったり歩いたりすることができない状態のこと。もともとはギリシャ語に由来する。この表現は，心因性の意味合いで用いられることのほうが多いが，純粋に記述的な用語として用いられる場合もある。
・Okun MS, et al（2007）[PMID：17516452]

たはストレスのかかる生活上の出来事の後や，あるいはそれがこれから予想されるときに定期的に繰り返される場合，PNES は鑑別診断の候補となります。

Case 47

　40 代のサラリーマン．自宅で出勤前に転倒発作を繰り返し起こし，当院に紹介された．転倒後 2，3 分で意識は戻るが，完全に脱力状態となり，坐位を保つこともできなくなる．この状態が 30 分〜1 時間続き，お昼までには完全に回復することの繰り返しであった．紹介医はてんかんと判断し，レベチラセタムを 1 日 3,000 mg で処方したが，むしろ発作は悪化傾向を示し，半年以上，目に見える効果は得られなかった．彼の上司は，発作がコントロールできるようになるまで自宅待機を命じ，休職した状態での初診となった．

　発作の全体像からてんかんの可能性は低いこと，入院しての発作脳波同時記録でそれが確認できることを説明し同意を得たが，あくる日から，転倒発作は消失し，再燃しなかったため結局入院は行われなかった．レベチラセタム中止後も再発はまったくなく，詳細な状況の聴取で本人も気づいていなかったが，転倒発作が起こるしばらく前から上司が物言いの厳しい今の上司に変わっていたことが分かり，また数年前には同じように苦手な上司に変わった際に抑うつ状態で数週間休職していたことも分かった．今の上司は実際には柔軟に対応ができる方で状況を説明すると言葉遣いを変えていただけ，以降，復帰して問題なく勤めている．

倒れた後に，意識減損の状態を挟まずに，動けなくなった場合には，**カタプレキシー** [→98] や**重症筋無力症クリーゼ** [→99] なども鑑別診断の対象になります．こうした疾患も情動的な興奮がきっかけで起こりやすいので，一層 PNES との混同には注意を要します．

2 転倒後の長引く意識障害

　PNES では，転倒後数十分〜数時間にわたる長時間の意識障害がしばしば起こることがあります。患者は外観上は深く眠っているように見え，起こしても目覚めることができないため，昏睡状態を模倣することになります。覚醒は，もうろう状態などの段階は経ず，速やかに生ずる傾向がありますが，この点はピエール・ジャネ（Pierre Janet）など古典的な事例での観察とは必ずしも一致しません[123]。

▶Case 48 ◀

　女子中学生が，転倒を繰り返し，その後に睡眠様状態が長く続くということで紹介されてきた。転倒は，失神様で，けいれんを伴わずに倒れるものであった。睡眠様状態は，平均して数時間は続き，起こしても起きないため，しばしば授業を欠席することとなった。前医は，バルプロ酸 1,000 mg とレベチラセタム 2,000 mg を処方し，その結果，発作頻度は若干減ったという紹介状であった。当科初診時，私たちは母親と女子中学生に，てんかんでない可能性も少なからずあり，診断を確定するためには発作のときの脳波を記録

▶98 **カタプレキシー**：両側性の全身性の筋緊張消失をきたす発作症状を指す。強い情動によって誘発されることが多い。発作中，常に意識は保たれており，多くはナルコレプシーと関連している。カタプレキシーで出現する筋力低下は，小児の症例でよくみられるような注意しなければ分からないくらいの顔面筋の緩みから，転倒に至る全身の完全な筋緊張消失までその程度はさまざまである。発作の持続は短時間で，多くは数秒〜数分である。ごく稀ではあるが，ニーマン・ピック病 C 型，プラダー・ウィリー症候群，視床下部や橋・延髄領域の病変によってカタプレキシーが起こることがある。
　・Pillen S, et al（2017）[PMID：28478511]

▶99 **重症筋無力症クリーゼ**：神経筋接合部に対する自己免疫疾患である重症筋無力症において，筋力低下の急速な悪化を特徴とし，致死的な呼吸不全に至る可能性がある。重症筋無力症患者の 1/5 では，重症筋無力症クリーゼが初発症状となる。呼吸困難の他，嚥下障害，鼻声，口が閉じられない（顎を開く力より顎を閉じる力が弱い）などの症状がみられる。最も一般的なきっかけは感染症であるが，身体的・精神的ストレスやさまざまな薬剤もきっかけになる。ER の現場では，全身の筋肉の弛緩と鼻声を伴い，過呼吸を呈する若い女性（あるいは高齢の男女）が重症筋無力症クリーゼをきたして搬送された場合，「機能性障害」と誤診されやすいので注意を要する。
　・Wendell LC, et al（2011）[PMID：23983833]

する必要があることを説明した。何度か入院し発作時脳波の記録を試みたがうまくいかず，抗てんかん薬はその間に減量中止したが，転倒発作と発作後の睡眠は急速に減少し，消失した。しかし，それと交代して，自分の空想を自分で信じてしまう空想虚言症［▶100］が症状として現れたが，12ヵ月の内省的精神療法を通して，この症状も消失した。

てんかん発作後のもうろう状態では，意識障害のレベルは時間の経過とともに改善し，てんかん発作直後の昏睡に近い状態から段階を追って漸進的に回復します。対照的に，PNESでは，こうした漸進的な改善は通常は観察されません。てんかん発作後の昏睡状態（こういう言い方は普通はしませんが）の長さは，通常はそれに前駆するてんかん発作の強さにおおよそ比例しますから，けいれんせずに倒れて数時間もの間意識が戻らない状態が続くのはてんかんとしては例外的です。もちろんてんかんではなく，脳梗塞や脳幹部の出血などで倒れた場合，意識が戻らないことは当然あるわけですから救急搬送しなければならないのは当然ですが，何度か搬送されて身体的な問題がないことが検索，確認されている場合，PNESは，鑑別診断の有力な候補となります。

3　目立った他の徴候を伴わない転倒

この場合，PNESの鑑別診断の候補としての優先順位は相当に下が

▶100　空想虚言症：空想虚言症（pseudologia phantastica）は，1891年にドイツの精神科医アントン・デルブリュック（Anton Delbrück）によって提唱された用語で，空想を人に喋っているうちに自分でもそれが本当にあったことだと思い込んでしまう状態を指す。空想虚言症は，虚言癖（pathological liar）と誤ってしばしば混同されるが，話している間は自分が話していることが本当だと信じている点で，虚言癖とは異なる。また，自分が確信している内容に操られたり苦しめられたりしていない点で，妄想とも異なる。そして意図的ではないという点で虚偽性障害ではなく，一過性の可能性が高いため，性格的特徴ではない。解離性障害の表現型の1つとみなされるべき事例が一部にはある。
・Korkeila JA, et al（1995）［doi：10.3109/08039489509011929］

B　けいれんを伴わない転倒発作　　139

ります。まずは，失神発作，特に心原性発作を循環器の専門医に頼んで除外する必要があります。頻度は低いですが，見逃せば致死的だからです。特殊な例ですが，側頭葉てんかんの一部では，一過性の徐脈が焦点意識減損発作（FIAS）によって誘発されて心原性の失神が起こることもあります[178]。高齢者では，内頸静脈洞の硬化によって，洗濯物を干すとかマッサージなどの頸のちょっとした運動をきっかけに徐脈が引き起こされ失神が起こる場合があります[265, 282]。食事も同様に高齢者では失神を引き起こす原因となります[183]。**レビー小体型認知症** [♦101] のような他のさまざまな神経疾患の初発症状も頻回の失神である場合があるので慎重に除外しておく必要があります。

C けいれんも転倒発作も伴わない意識障害

1 長時間の無反応状態（閉眼）

環境刺激に反応せず，揺り起こすことができず，目を閉じているという意味では昏睡状態と同じですが，アームドロップテスト，睫毛反射，瞳孔の状態や眼球彷徨など神経学的な所見の有無で器質的な昏睡との鑑別を行う必要があります（これは本書の守備範囲ではありません）。この状態は通常は一定期間持続するため，エピソード中の脳波測定が可能であることが多く，発作脳波同時記録が原則可能です。脳波記録を伴わない単なる動画撮影では，眠っているようにしか見えないため，診断には有用でない場合も少なくありません。発作性に睡眠様状態に陥るという点では，ナルコレプシーとの鑑別が必要になる場合がありますが[324]，通常は頻度や持続時間などに大きな違いがあり，実

♦101　**レビー小体型認知症**：レビー小体型認知症（dementia with Lewy body）は，パーキンソン病と同様にシヌクレイノパチーに属する神経変性疾患である。生々しい幻覚体験とそれに基づく錯覚が特徴的な主な症状であるが，頻回の転倒がみられるタイプもある。頸動脈洞過敏症による失神も転倒に関与している可能性がある。
・ Joza S, et al（2020）［PMID：31452470］
・ Kenny RA, et al（2004）［PMID：15201351］

際に精査が必要になる機会はそれほどありません。**クライネ・レビン症候群**[▶102]では，1〜2週間続く過眠傾向とともに，男性では性的逸脱行為などが出現する場合があり，解離症状やてんかんによる精神症状と誤認される場合があります。

2　長時間の無反応状態（開眼）

　この状態では，患者は環境刺激に応答しなくなっていますが，その程度はさまざまです。この状態は長く続くこともあり，数十分〜数時間，あるいはそれ以上続くこともあります。てんかん関連では，棘徐波昏迷は除外しなければなりませんが，エピソードの持続時間が長く動きも少ないため，前項の閉眼タイプと同様，エピソードの最中の発作脳波同時記録が基本的には可能です。これは精神科的には昏迷と呼ばれる状態であり，精神病性の昏迷との鑑別も問題となります。うつ病性の昏迷と誤診された事例を本書でも紹介しました［**Case 10 参照**☞48頁］。

3　発作性健忘症

　一定の期間の出来事が思い出せない前向性健忘が，PNESとして訴えられることがあります。持続時間は数十分〜1日とまちまちです。その間に自分が何をしたかを思い出せないにもかかわらず，周りの人からは普段と特に変わった振る舞いをしていたとは思われておらず気づかれていない場合もあります。数時間〜1日くらいの前向性健忘が急性に出現する**一過性全健忘（TGA）**[▶103]が鑑別診断の対象になり

▶102 **クライネ・レビン症候群**：クライネ・レビン（Kleine-Levin）症候群は，年に3〜4回の周期で1〜2週間続く傾眠，過食，性的逸脱行動などを主徴とする症候群。エピソード中は認知機能の低下や易刺激性が加わることもある。思春期に好発し，8割が成人までに発症する。平均して10年，性的逸脱行動が加わる場合には20年程度持続し，自然軽快する。脳波は，エピソード中は徐波化。炭酸リチウムが有効なことがある。男性に多い。稀。
・Arnulf I（2015）［PMID：26055863］

そうですが，TGA は通常，一生に 1 度，多くても数回程度しか起こらず，エピソードの最中には自分が少し前のことを覚えていないことに非常に大きな不安を感じ激しく動揺するところが大きく異なっていますし，発症年齢の平均は中年以降です。これとは対照的に，60 歳以上で一過性の健忘発作を訴える場合には，**一過性てんかん性健忘（TEA）**[▸104] との鑑別が必要となります。

4　健忘を伴う退行状態

　典型的な例では，エピソードの間，罹患者は突然幼い子どものように振る舞い，その際の自分の言動を覚えていません。また，転倒やけいれんの後にも同様の症状が現れることがあります。

▼**Case 49**◢

　20 代前半の女性。転倒とそれに伴う意識消失を繰り返したため，当院に紹介されてきた。意識消失は通常は 15〜20 分で回復する。この女性は別の都市でダンサーとして働いていたが，抗てんかん薬の治療を最大限試しても発作が治まらないため，職場のマネージャーから帰省して治療を受けるよう強く促されて戻ってき

▸**103　一過性全健忘（TGA）**：一過性全健忘（transient global amnesia：TGA）は，中高年に好発し，急性に発症し 24 時間以内に速やかに終息する一過性の前向性健忘エピソード。水泳や性交などの激しい運動によって誘発されることもある。患者はしばしば，激しい動揺と当惑を示し，周囲の人に何度も質問を繰り返しながら救急外来を受診する。TGA は典型例では再発しない。他の神経学的，精神医学的所見を伴わない一過性の急性健忘症候群は，TGA を除いて通常稀な臨床症状である。
　・Alessandro L, et al（2020）[PMID：32203745]

▸**104　一過性てんかん性健忘（TEA）**：一過性てんかん性健忘（transient epileptic amnesia：TEA）は，前向性健忘に場合によっては若干の逆向性健忘も伴う焦点意識減損発作（FIAS）の不完全型と考えられる。典型的には 60 代で始まり，発作間欠期にも若干の記銘力の低下を伴うことが多く，持続時間は 1 時間未満である。MRI はほとんど診断に寄与せず，睡眠時記録を含む脳波検査により，前頭部あるいは側頭部にてんかん放電が検出されることが多い。TEA は心因性健忘症よりもむしろアルツハイマー病と誤診されることが多い。
　・Ramanan VK, et al（2019）[PMID：31555199]
　・Butler CR, et al（2007）[PMID：17444534]

た。マネージャーが何度か「発作」を目撃していたと聞き，電話で「発作」時の様子を尋ねたところ，転倒あるいはけいれん後，この女性は幼稚園児のような喋り方や振る舞いをその都度，していたことが分かった。女性はそれを覚えておらず，発作後の子どものような行動と転倒発作はてんかんではない可能性があることを説明すると怒り出し，通院を拒否して出ていった。5年後，さまざまの遍歴を経て当科に再受診し，PNESの診断が確定した。

　抗NMDA受容体脳炎や抗LGI1脳炎のように，亜急性の人格変化で始まる疾患もあるため［Case 25，26 ☞ 79，82頁］，人格変化を思わすエピソードだけで，十分な身体的検索や病歴聴取を行うことなしに，これを解離性障害の明らかな徴候と見なすべきではないことは言うまでもありません。しかし，器質性疾患では，罹患者が「私は5歳です」などと言ったり，幼い子どものように振る舞ったりすることはほとんどなく，これは臨床心理の用語で「退行 [↓105]」と呼ばれる行動パターンです。

↓105 **退行**：解離状態において，一時的に幼児返りのような行動が現れること。極端な場合，解離性同一症（dissociative identity disorder）の形を取る。現在，かつて使われた多重人格障害という用語の代わりに解離性同一症という用語となったのは，「人格」という用語が映画『サイコ』に登場するNorman Batesから連想させられるような統合され独立した機能を持つ別人格のイメージを誤って喚起するためである。退行は，人間を状況に応じて稼働される複数の神経回路の集合体と考える平野啓一郎の「分人」のようなモデルに当てはめたほうがよりよく説明できると現在では考えられている。ジョン・ボウルビィ（John Bowlby）は，主要な養育者（たとえば父母）へ発達早期において確立された反応パターンを，愛着の内的作業モデル（internal working model）と呼び，特定の状況や特定の相手に対して優先して稼働される神経回路の1つに対応すると考えた。こうした考えによれば退行においては，この回路が賦活されると説明できる。こうした文脈では，良性の退行は，普通の日常生活にもいたるところでみられる現象ということになる。
　・Howell EF：Understanding and Treating Dissociation Identity Disorder：a relational approach. Routledge, 2011

C　けいれんも転倒発作も伴わない意識障害　143

心因性非てんかん発作（PNES）の治療

　この本をお読みになっている方が脳神経内科医や脳神経外科医である場合，どんな状態のどんな重症度の PNES でもその治療を何から何まで引き受けなければならないなどということはもちろんありません。しかし，PNES だと分かった時点で心理職なり精神科医に全部丸投げせずに，自分自身の患者として一緒に治療に関与し続けてもらわなければ，心理職は言うまでもなく大部分の精神科医も困惑してしまうことになります。確かに，PNES と診断された当事者に知的障害もてんかんもない場合，脳神経内科医の主な役割は，最初の診断にほぼ限定されるでしょう。しかし，少なからぬ場合においては，発作が非てんかん性であると疑われた場合でも，一定の経過観察期間と暫定的な精神療法的アプローチを行った後に初めて，その発作が本当に非てんかん性であることが決定的になるのです。ですから，一定期間，心理職あるいは精神科医と脳神経内科医ないしは脳神経外科医が並診して経過観察を行うことが強く推奨されます。

　これは，当事者が自分は体をみてくれる先生から見放されてしまったと感じることを防ぐという医療ユーザー側へのサービスという意味だけではなく，誤診のリスクを最小限に抑えるという診療提供側のリスクヘッジにもなります。なぜなら，精神科医への拙速な丸投げは，誤診のリスクを高め，診断変更の機会を逸することでユーザーにもサービス提供者にも望ましくない結果を招く原因となりうるからです[150]。特に脳神経内科医と精神科医の間に面識がない場合，紹介された精神科医は，脳神経内科医の診断が本当だろうかと疑念を抱き，患者をあなたに逆紹介する場合もあるでしょうし，より望ましくないシナリオにおいては別の脳神経内科医あるいはてんかんの専門医に紹介することもありえます。ビデオ脳波同時記録というゴールドスタンダードに合格したからといって，PNES とてんかんが併存している人

は後述する「Cタイプ」のPNESのようにいくらでもいる上に，真のてんかんで 発作時脳波が取れたとしても，頭皮上では異常波を捉えきれない場合もあるからです［「Aタイプ」を参照☞次頁］。

　てんかんもありPNESもある場合，脳神経内科医の治療における役割ははるかに大きくなります。PNESによる発作とてんかんによる発作を，経過を通してその都度鑑別し，てんかんの発作のコントロールに努めるのは，脳神経内科医としての職務の一部ですが，少なからぬ事例において，脳神経内科医としてのこうした職務を良心的に全うするだけで，PNESに関連する多くの問題が解決する場合もあるからです[76]［「Cタイプ」を参照☞151頁］。

　知的障害とPNESが併存する場合は，精神療法だけでなく環境調整もしばしば必要となり，少なからぬ事例においてそちらのほうが大きな有効性を発揮します。担当のソーシャルワーカーや福祉担当者につないだ後も，脳神経内科医が継続して関与し続けて必要な場合に正確な医療情報を提供し続けることが，職場や学校，家庭での支援者を安心させ，物事がうまく回る可能性を高めることになります。たとえば，ERへの搬送は必ずしも必要でなく，「発作」が終わるまで職場で少し待っていてもらい，発作が終わったらそのまま元の活動を続けてもらってもよいと分かるだけで，職場や家庭での当事者に関わる人の負担が大きく軽減されることもあります。当事者に直接関わる関係者に余分な負担を掛ければ掛けるほど，その積み重ねで，もう関わりたくないという気持ちが生じてしまい，最終的にそれは当事者の解雇や不登校，離婚などにつながることもあります。職場の上司，学校の先生，家族に関連情報を提供し，PNESは詐病や仮病ではなく，適切な治療を受けなければならない疾患であり，適切な治療を受ければ，多くの場合解決可能な病態でもあることを伝えることが，大きな助けになることもあります［「Bタイプ」を参照☞148頁］。

　本章では，これらAタイプ，Bタイプ，CタイプのPNESに対応するアプローチのモデルを以下に示します（それぞれ**Case 50〜52**）。

A 知的障害もてんかんも伴わない PNES（A タイプ）

▶**Case 50** ◢

　20 代後半の女性ピアニスト。19 歳のとき，最初の「けいれん」発作が起こった。1 週間以内に起こった 2 回目の「けいれん」発作のため病院に搬送。しかし，4 年後，音楽大学を卒業するまで，発作は起こらなかった。彼女は 2 回目の発作で病院に搬送されたときにてんかんと診断されていたが，母親が娘には言わないでくれと担当医に頼み，女性本人にはそのことは知らされていなかった。

　音楽大学卒業後，この女性は実家に戻り，近所の子どもたちへの音楽の個人レッスンを仕事として始めた。始めてまもなく，特にピアノを弾くときに左手がけいれんし始め，同時に右足のしびれを伴うこともあった。母親は彼女に，4 年前にてんかんと診断されていたことを告白し病院に連れていった。引退間際のベテランの脳神経内科医が少量の抗てんかん薬を投与したところ，「発作」の回数も勢いも激減したが，その脳神経内科医が退職した後，薬は変更していないにもかかわらず，「発作」は次第に悪化し，前任者から引き継いだ若い脳神経内科医が SPECT 検査を行ったところ，左側頭葉に低灌流が認められ，側頭葉てんかんだと診断した。この診断が女性に説明されてから，「発作」は目に見えて回数と強さを増した。新たに，発作時に，頭部のうなずきと周囲からの刺激への無反応が加わり，強いけいれんも頻繁に起こり始めたため当院への紹介となった。

　詳細に病歴を聴取すると，両腕と頭部が同時にけいれんしている間でも，患者の意識は失われていないことが分かった。また，けいれんは左右独立にランダムに起こり，全体を 1 つの病巣から説明できるような仮説を立てることは困難であった。MRI では特に所見は確認されず，発作間欠期の脳波では，睡眠記録を含めててんかん放電は認められなかった。WAIS の総 IQ は 113 であったが，

検査中に短時間のけいれん発作があったことから，実際にはこれよりも高い可能性がある。

　私たちは女性に，この「発作」が PNES である可能性，そして何か気持ちにしんどいところがあると起こりやすいことなどを説明した。1週間もしないうちに，「発作」はほぼ完全に消失し，その代わり，特段のきっかけもなく指に対する自傷行為が観察された。臨床心理士の週1回1時間のカウンセリングが導入され，次第に「発作」の代わりに，下痢，吐き気，嘔吐などの腹部症状が始まった。面談の経過で，2つ違いの彼女の姉がイラン人の恋人と駆け落ちしたこと，それが彼女が音大を卒業して実家に戻ったのと同時期であったこと，姉はとても美しく聡明で，自分が通う学校でもいつも注目の的であり，両親の自慢の娘であったことなどが語られた。面談が進むにつれ，彼女は自分が心の中で姉を深く羨望し，憎んでいたことに気づいた。そして，自分が無意識のうちに姉を家から追い出し，両親の関心を独占したいと望んでいたのではないかと思い至った。この自覚の高まりとともに，身体症状は消失した。

　Aタイプの PNES の場合，脳神経内科医が治療に直接関与できる役割は大きくないことはすでに触れました。正確な診断を行い，心理の専門家につなげた後は[191]，脳神経内科医の果たすべき役割は自分の診断が本当に正しいかどうかを心理の専門家に一定期間伴走しつつ，診断に疑念が生じればその都度，虚心坦懐に再確認することです。こうした事例の「原因」は少なからず，小児期の性的虐待やネグレクトなど，過去のトラウマ体験と関連していることもあるからです[41, 215]。しかし，ここで提示したベテラン脳神経内科医がそうであったように，担当医が患者，家族を自分の患者として受け止める覚悟を決めるだけで，こうしたややこしい心理の内面に踏み込まなくとも，かなりの症状の安定が得られることが少なくないことも確かです。

B 知的障害のある PNES （Bタイプ）

　知的障害は PNES 患者の 20～40％に併存すると報告されています[96, 118, 130, 170, 249, 253]。知的障害を持つ PNES 患者は，そうでない患者に比べてけいれん性 PNES 状態の重積を起こしやすく，挿管や気管切開にまで至るリスクが高いことは念頭に置くべきです[77]。このグループの PNES の QOL を長期的な展望において改善するには，症状そのものに対する直接的な介入に加えて，環境調整が必要な可能性が高いことも先ほど触れました[131]。環境調整なしには，認知行動療法で PNES の発作そのものが減ったとしても，必ずしも QOL の改善には結びつかないことも今では知られています[252]。

▶Case 51 ◢

　30 代前半の女性。彼女は，月単位で起こるけいれんを伴う意識減損発作の治療のため，脳神経内科医から当院を紹介された。全身のけいれんが数分続いた後，この女性は倒れてしばらくまったく動けなくなり，意識が回復した後も数十分～数時間そうした状態が続いた。救急搬送が度重なり，その都度呼び出されることに母親が怒り出して ER でトラブルになったため，困惑した紹介元の脳神経内科医が当院を紹介することとなった。

　初診時，紹介元の医師から受診に付き添うように強く指示されていた母親は，娘が倒れるたびに迎えに来るよう呼び出されることに腹を立てていて強い不満を訴えた。実父は，女性がまだ幼い頃に家を出ていなくなっており，その後，複数の継父が出入りしていた。数年前から同居している継父は，この女性を嫌っていて，折り合いの悪い状態が続いていた。

　私たちは，現在の発作症状の組み合わせが医学的にうまく説明できないことを説明し，けいれんが起こっているときに発作脳波同時記録を行えば，確定診断ができる可能性があることを説明した。し

かし，母親は，お金のかかる入院検査はできないと拒否し，本人も上司に休暇の申請をしたくなかったため，同意しなかった。彼女はスーパーマーケットのバックヤードで毎日6時間，主に鮮魚担当として魚を適当な大きさに切り分けるという重労働をしていた。

　彼女が言うには，職場に新しい上司が配属されてきて，自分は一生懸命働いているが，その新しい上司は仕事が遅い，要領が悪いとずっと怒っている，あんまり急かされるとできることもできなくなるとのことであった。本人と母親に入院が難しいようであれば，けいれん発作の動画を撮ってきてほしいとお願いし，その後，持参してきてくれた動画でのけいれんは，高い確率で非てんかん性と判断された。さらに彼女の総IQは68であることもWAISにより確認された。

　事前の予約がないと長時間は無理だが，担当医の外来の時間内であればいつでも当座の相談には乗ることを約束した。さらに，救急搬送されても，いつもと発作の性状が同じで私たちのチームの当直医が非てんかん性の発作だと判断した場合には，回復すれば母親を呼び出さず1人で帰宅することが母親，本人との話し合いで決まった。

　直属の上司には，彼女の仕事の遅さは怠けているわけではなく，怒ってもそれが精一杯であること，褒めて伸ばすほうが仕事の能率が上がるかもしれないといったことを電話で説明した。また，いつもの「発作」が起こっても救急車を呼ぶ必要はなく，回復を待って仕事に復帰することが可能であることも情報提供した。

　当初，患者は週に最低でも2回は担当医のところを訪れ，職場での不当な扱いをこぼしていた。また月に最低でも1回は，当院の救急外来に搬送されていたが，半年後には，来院の頻度も月に1回の定期受診のときだけになり，新人に魚の正しいさばき方を指導するようになったと誇らしげに自慢するようになった。最初の受診から2年経った現在，彼女は2ヵ月に1度しか来院せず，時折，継続雇用のために派遣されたジョブコーチの支援を受けている。この12ヵ月間，彼女が救急搬送されたのは1度だけだった。

環境調整とやむを得ない場合の搬送先の確保は，知的障害のある
PNES に対する治療的アプローチを始めるときに多くの場合不可欠で
す。組織的な受け入れの枠組みがない状態での PNES は，当事者，
家族，職場の同僚，医療従事者を含む関係者すべての不安を高めま
す。この不安は，発作の回数や長さを悪化させ，それが救急搬送を含
む医療的介入を増加させ，当事者には，何か重大なことが起こったと
いう思い込みを強めさせ，さらに発作の回数や長さが悪化するという
悪循環によって関係者全員に耐えがたい負担を強いることになりま
す。その結果，関係者はもっと負担を強いられるのではないかとます
ます不安になり，ついには知的障害のある PNES 患者のケアをでき
れば止めたいと思うようになり，そのことがさらに PNES を悪化さ
せることになります[186]。

　正しい診断と医療側が引き受ける体制を整えることによって，多く
の場合この悪循環を断ち切ることができます。引き受ける覚悟は，不
安の大きい初診当初は一度ではなく何度も実際の受け入れによって繰
り返し試されることもあります。当事者には常に，診察室に行けば歓
迎され，敬意を持って扱われると感じてもらう必要があります。同時
に，PNES は当事者の生活環境において何かの不適合があることを知
らせるためのメッセージであり，訴えを言葉できちんと表現すること
ができない知的障害を持つ当事者の言葉の代わりとなっている場合が
あることも念頭に置いておく必要があります[262, 264]。心理社会的な問
題が明らかになった場合には，理想的には精神社会福祉士やジョブ
コーチ，作業療法士などを含む多職種チームにつなぐ必要があります
が，その場でもてんかんの医学的知識のある医師の継続的な関与は不
可欠です。

　こうした介入には長い期間を要する場合もあり，結局，うまくいか
ずにすべてが徒労に終わることもあります。しかし天の配剤によって
うまく物事が回り，PNES の悪循環から抜け出すことができる人たち
も少なからずいます。お互いに最小限の負担感で長く付き合うにはど
のような関係にすればよいのか，職場や家庭でもそうですが，主治医
と当事者との関係においても知的障害を持つ PNES の診療では，こ

のことがとりわけ重要になります。

C てんかんを伴う PNES（Cタイプ）

てんかんの併存の有無にかかわらず，トラウマとなるようなライフイベントの既往歴や精神疾患の併存は同程度に PNES では認められると報告されていますが[188]，てんかんと PNES を併発している場合，てんかん由来の「発作」と非てんかん由来の「発作」が混在しているため，適切な選別が正しく行われない限り，精神療法的な介入は困難になります。Cタイプの PNES では，「発作」の発作脳波同時記録は有無を言わせぬ説得力を持ちますが，家族や関係者が撮影した「発作」の動画も，心因的な事象（気持ちや心の問題）と外因的な事象（てんかん）のややこしい結びめを解きほぐし，心理職による介入を容易にするのに役立ちます。

▶Case 52 ◀

30代半ばの主婦。夫婦仲は良い。幼児期に手術で治療した先天性口蓋裂の後遺症で，ごく軽い構音障害があり，本人はそれも気にしていて，高校卒業後，会社を転々としていた。20代前半，「ぼーっとしている」エピソードが頻発し，職場で同僚に心配されたため，脳神経内科医を受診，抗てんかん薬の服用を開始した。20代後半に結婚後，夫は妻が睡眠中に目を開けたまま，低い唸り声を短くあげることが年に数回あることに気づいた。30代前半になると，それまでにはなかった新たな発作が出現し始めた。女性は動けなくなり，喋れるし人が言っていることも分かるが，寄り目になってしまう状態を繰り返すようになった。そのため，それまでのかかりつけ医とは違う大学病院の脳神経内科医に相談したところ，新たに加わった「発作」をすぐに止めるために新しい抗てんかん薬を服用することを勧められた。次第に発作は，身もだえするような動きや転げ回るような動きにエスカレートし，大きなうめき声を出

しながら転がり回る状態が連日 1〜2 時間も続くようになった。このため，大学病院の精神科に入院となり，クロルプロマジン [▶82] [☞ 107頁] 300 mg，ジアゼパム [▶37] [☞ 51頁] 15 mg などの大量の鎮静薬が投与され，とりあえず転げ回ることはなくなったが，絶え間ない眠気でほとんど寝たきり状態となった。

　初診時の MRI では，年齢相応のわずかなびまん性萎縮以外は所見なく，WAIS の総 IQ は 87 だった。鎮静薬を徐々に減量したところ，七転八倒する発作が再燃した。七転八倒が始まったときに，女性に駆け寄り，「これはてんかん発作ではないから安心していいですよ，いくら続いても脳にダメージは生じません」と患者を安心させ，「ゆっくり一緒に深呼吸をしよう」と横にいて体をさすりながら深呼吸を試みたところ，その七転八倒発作は急速に消失した。この介入以来，七転八倒する発作は消失したため，鎮静薬は中止とした。抗てんかん薬としては，フェノバルビタール 200 mg，バルプロ酸 1,600 mg，カルバマゼピン 600 mg が投与されていたが，これも漸減し，フェノバルビタールとバルプロ酸は問題なく中止できたため，カルバマゼピンの減量を始めた。ところが，カルバマゼピン中止後，看護スタッフが，患者が突然動かなくなり，無表情になり，唇を 1 分ほどくちゃくちゃさせることがあるのを指摘した。こうした発作は毎日数回，常に「凝視→口部自動症→短時間の発作後もうろう状態」という決まった起承転結で起こり，時折失禁も生じた。発作脳波同時記録で，右側頭部に律動性の θ 活動が認められ，FIAS であることが確定した。カルバマゼピンの再投与により，新たに再発した発作は直ちに消失した。その後，てんかん発作も非てんかん発作も再発することなく 3 年が経過している。女性は，臨床心理士との面談で，小児期からの構音障害でいつも気後れしており，学校や職場でほっとすることがなかったことを打ち明け始め，構音障害へのこだわりは徐々に薄れてきている。

この節を読んで PNES の治療に興味が湧いた方は

この節を読んで PNES の治療に興味が湧き，さらに知りたいと思われる方がいらっしゃったら，以下の私たちの本をご覧ください。もう少し突っ込んで PNES の治療を取り上げています。

・谷口豪，兼本浩祐．PNES（心因性非てんかん発作）臨床講義．中外医学社，2023

Step 3

向精神薬を
試してみよう

この章では，てんかんがある人に対して抗うつ薬および抗精神病薬を使う場合に主に焦点を当てます。これらが，てんかんにおける精神的な問題の治療に使われることの多い薬剤だからです。

1 抗精神病薬

てんかんのある人に対する抗精神病薬の有効性と副作用について高レベルのエビデンスはありませんから[81]，統合失調症に対するガイドライン[105, 221]を，精神病エピソードのあるてんかん患者にも適用しているのが現状です[6]。本節では，てんかんを持つ人が精神病症状をきたした場合に特有の問題を主に取り上げます。体重増加，糖尿病，錐体外路徴候[▶106]，QT延長症候群[▶107]，プロラクチン値の上昇[▶108]など，抗精神病薬に関連する一般的な副作用については本書では取り上げないので，上記のガイドラインを参照していただきたいと思います。

▶106　錐体外路徴候：脊椎動物の脳には，錐体外路系と錐体路系という2つの主要な運動系がある。錐体路系は主に随意運動に関与し，脊髄や脳幹の運動ニューロンを直接支配することが知られている。対照的に，錐体外路系は運動ニューロンを通して随意運動がスムーズに稼働するのに適した筋緊張の度合いなどの環境調節を行っており，姿勢などの不随意運動に関連する。線条体-黒質ドパミン作動性経路は，錐体外路系に関連する中心的な経路である。薬剤性パーキンソニズムは，多くの向精神薬，特に抗精神病薬によってこの経路が遮断されることによって生じる。抗てんかん薬の中ではバルプロ酸が薬剤性パーキンソニズムを引き起こすことはよく知られているが，その頻度は非常に低い。
　　・ Zadikoff C, et al（2007）［PMID：17012337］
▶107　QT延長症候群：抗うつ薬や抗精神病薬の一部は，心電図でQT延長が認められる患者には特に慎重に処方することが推奨されている。ハロペリドール，sertindole（日本未承認），clotiapine（日本未承認），citalopram（エスシタロプラムを含む）（citalopramは日本未承認）などが一般的な例として挙げられる。
　　・ Girardin FR, et al（2013）［PMID：24306340］

1 有効性

　てんかん治療において，抗精神病薬を使用すべき状況に直面する機会は頻回にあるわけではありません。しかし，精神病症状がある場合，抗精神病薬を使わなければ，本人の耐えがたい苦痛を和らげ，破壊的な行動を抑止できないことが少なからずあります。**Case 22** [☞ 72, 122頁] と **23** [☞ 74頁] をもう1度参照してください。これらの事例の精神病性の徴候を捉え損ね，抗精神病薬が処方されなかった場合，生活上の損害が生じてしまう可能性は大です。**Case 22**（つづき）では，てんかん外科手術後に出現した自殺願望が実現されたかもしれませんし，**Case 23** では，安全な出産までうまく持っていけなかったかもしれません。脳神経内科医として，精神病の徴候が疑われる場合，精神科医に相談するのはもちろん正しいことです。しかし，相談できる精神科医が手近なところにはいない場合もあるでしょう。その場合，特に対象が小児でもなく高齢者でもないのであれば，少量の抗精神病薬（リスペリドン 1～3 mg/日相当量）を暫定的に試してみるのは1つの方法です。最初のトライアルで8週間以内に目に見える改善がない場合は，遠方ではあってもてんかんと精神病の両方に詳しい精神科医への紹介もやむを得ません[105, 221]。

　比較試験[284]やエキスパートコンセンサス[64]によると，抗精神病薬は少な目の量で（リスペリドン 2～3 mg に相当する量），特に精神病が初発であれば，多くのてんかん患者において有効であるとされています。前述のように，てんかん患者の精神病に対する抗精神病薬の有効性についてはエビデンスレベルの高いデータはなく，さらに，抗精神病

▶108 **プロラクチン値の上昇**：プロラクチンは乳汁分泌に関連し，下垂体から分泌される。プロラクチンの分泌は，視床下部と下垂体の橋渡しをするドパミン作動性漏斗─下垂体路によって調節される。抗精神病薬，特に高力価の定型薬は，この経路を遮断することによって女性化乳房や乳汁分泌を引き起こす可能性がある［ハロペリドール［▶55］参照☞ 73頁］。てんかん発作の 10～20 分後に測定すると，血清プロラクチン値の上昇は，全般強直間代発作または焦点意識減損発作（FIAS）を心因性非てんかん発作（PNES）と鑑別するための補助的指標となる場合がある。ただし，てんかん発作重積，新生児発作では血清プロラクチン値は上昇しないことが多い。
　・Chen DK, et al（2005）［PMID：16157897］

がどの程度の期間で効果を発揮するのかを示すデータもほとんどあり
ませんが，最近のシステマティックレビューでは[44]，2つの重要な示
唆がなされています。第1に，精神病症状の消失は，抗精神病薬を
開始した後よりも，原因と思われる抗てんかん薬を中止した後のほう
がより頻繁に起こります（56.3％対87％）。第2に，レベチラセタムに
よる精神病症状は，抗精神病薬を使わずレベチラセタムを止めただけ
で消失する傾向があります。したがって，レベチラセタム誘発性精神
病を除き，専門家の間ではてんかん患者における精神病に対する介入
方法として，問題となる抗てんかん薬の切り替えと最小限必要な抗精
神病薬を開始することが一般的です。

2 治療期間

　明らかな精神病症状が存在する間は，多くの場合，実臨床において
は抗精神病薬の処方を継続せざるを得ません。しかし，精神病がコン
トロールされているてんかん患者において，再燃・再発の予防的措置
として統合失調症と同じように抗精神病薬を継続すべきかどうかにつ
いては，論争が続いています[6]。現実には，てんかん患者における精
神病にはさまざまな異質な病態が混在しており，それぞれに応じた治
療戦略を別個に考える必要があります[139]。

　発作後精神病の場合，抗精神病薬はほとんどの場合レスキュー薬と
して使用されるだけです。継続投与を行った場合でも，抗精神病薬の
中止の検討を，精神症状が出現してから遅くとも4週間以内には行
う必要があり，多くの事例では継続投与は必要ではありません。

　交代性精神病の多くを占める，抗てんかん薬によって誘発された精
神病に関しては，抗精神病薬の継続使用の再評価は，遅くとも精神病
症状開始後6ヵ月以内に行う必要があります。なぜなら，薬剤誘発性
の交代性精神病の相当数が抗精神病薬の投与なしで寛解し，その平均
持続期間は4ヵ月前後だからです[44]。

　対照的に，発作間欠期精神病が，抗てんかん薬の投与とは無関係に
起こったり，反復したりしている場合，抗精神病薬の服用をいつ中止

すべきか，あるいは実際に中止可能かどうかは，今のところコンセンサスはありません。

軽い関係念慮，すなわち，たまたま起こった偶発的な出来事や些細で普通に考えるとどうでもよいような出来事を裏読みし，自分に対して何か良くないことが企てられていると考えてしまうことや注察念慮の残存［Step 0-3，*Clinical tips 1* ☞ 10 頁］は，突っ込んで聞かないと見過ごしてしまう可能性もあります。したがって，この場合には，てんかん患者に特化した新たな疫学データが得られるまで，統合失調症の場合と同じく最低でも 1 年間の抗精神病薬の維持は必要であり，それ以降も継続投与が必要な場合が多いと思われます[105, 221]。

3　けいれん促進作用

てんかんにおける精神病の治療において，どの抗精神病薬が他の抗精神病薬よりも有効であるかを示唆する研究はありません。したがって，現在のところ有効性に関して優先順位の高い抗精神病薬はないと言えます。しかし，てんかんを持つ事例において特に問題となりうるけいれん促進作用に関しては，抗精神病薬によって大きな差があります。利用可能な主な抗精神病薬のけいれん誘発性を図 17 に示しました。これは Hedges らの総説[106]の内容に，他のいくつかの報告[114, 318]の知見を補足したものです。プラセボを投与された患者のけいれん誘発率は 0.1〜0.3％であることを基準に，抗精神病薬をそのけいれん促進作用の強さに基づいて 3 つのグループに大別することができます。

第 1 のグループは，高用量クロルプロマジン（>1,000 mg），ゾテピン，クロザピンです。これらの薬剤は確実にけいれん誘発性があるので，十分説明できる特別理由がない限り，てんかんを持つ人への処方は避けるべきです。

第 2 のグループには，投与後のけいれんの発生率がプラセボをやや上回るものが入っています。このグループのけいれん誘発性，特にオランザピンのけいれん誘発性についてはなお論争がありますが，実際的な影響は限定的である可能性が今のところは高いとされています。

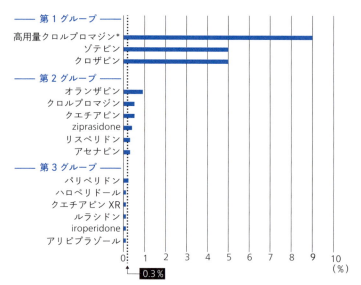

図 17　抗精神病薬による発作発生率
* > 1,000 mg

　第3のグループにおける投与後のけいれんの発生率は0.3％前後かそれを下回り，プラセボと同等です。これらは今のところ基本的にけいれん誘発性はないと考えてよいと思われます。ただし，ここで表示した結果は，限られたサンプル数のデータに基づいており，エビデンスのレベルはいずれも高くありません。また，クエチアピンは，第Ⅱ相および第Ⅲ相臨床試験で得られたデータでは，けいれんを誘発する可能性のある薬剤としてリストアップされています[9]。第2グループと第3グループの線引きは今のところは流動的と考えていただいたほうがよいと思われます。抗精神病薬による脳波異常については，クロザピン（47％）とオランザピン（39％）の発現率が高く，リスペリドン（28％）の発現率は中等度ですが，ハロペリドール，loxapine，クエチアピンの発現率は10％未満であると報告されています[50]。しかし，脳波異常と実際のけいれん閾値の低下は必ずしも関連していないことにも注意しておく必要があります。

4 併用により増強される副作用

　バルプロ酸，プレガバリン，ガバペンチン，またはカルバマゼピンを投与されているてんかん患者では，オランザピンの体重増加作用を増強する可能性があります[34, 195]。また，バルプロ酸やカルバマゼピンは無顆粒球症のリスクが増加するため，クロザピンと併用しないことを推奨する報告がありますが[63, 66]，それを否定する報告もあり，エビデンスレベルは高くなく，結論は出ていません[129]。さらに，ラモトリギンとクロザピンの併用により可逆的ではありますが急速に進行する無顆粒球症を生じたという報告があります[7]。

5 抗精神病薬と抗てんかん薬の薬物相互作用

　CYP3A4，CYP2C9/19，CYP1A2などのチトクロムp450と呼ばれる一群の肝酵素による誘導と阻害は，向精神薬と抗てんかん薬の薬物相互作用において重要な役割があります。これらのCYP酵素を活性化することが知られている抗てんかん薬群（カルバマゼピン，フェニトイン，フェノバルビタール，プリミドン）[31, 127, 142, 211]は酵素誘導抗てんかん薬（enzyme inducing antiepileptic drug：EIAED）と呼ばれ，腎排泄依存性のパリペリドンを除くほぼすべての抗精神病薬の代謝を促進します[267]。また，カルバマゼピンはP-糖蛋白質排出トランスポーターを誘導し腎クリアランスを亢進させるため，併用するとパリペリドンの血清濃度も低下します。クエチアピンのクリアランスはほぼCYP3A4のみに依存しているため，EIAEDの投与開始後はほぼ検出できないレベルまで低下すると報告されています[222]。EIAEDを除けば，他の抗てんかん薬が抗精神病薬の代謝に大きな影響を及ぼすことはないと思われます。しかし，オランザピンやクエチアピンなど複数の複雑な酵素経路が関与するものについては，慎重な評価が推奨されています。

Clinical tips 15

①抗精神病薬の処方においては，明確な理由がなければ第1グループのものを用いない。

②酵素誘導抗てんかん薬（EIAED）と併用する場合には，抗精神病薬の血清濃度の低下を意識しておく。

2 抗うつ薬

　抗精神病薬とは対照的に，脳神経内科でも抗うつ薬は比較的ためらいなく処方される傾向があります。てんかんを持つ人に抑うつ状態が多いことはよく知られており[122, 144, 225, 287]，自殺傾向も同様です[258]。

　抗うつ薬は主に，伝統的な三環系抗うつ薬（tricyclic antidepressants：TCA），相対的に新しい選択的セロトニン再取り込み阻害薬（SSRI），さらに新しいセロトニン・ノルアドレナリン取り込み阻害薬（serotonin and noradrenaline reuptake inhibitor：SNRI）の 3 種類に分類されます。TCA 投与は，用量依存的に便秘，口渇，起立性低血圧，眠気を伴うことがあります。吐き気や嘔吐は SSRI や時には SNRI を投与された場合，程度の差こそあれ高い頻度で出現します。また，口渇や性的機能障害は SSRI や SNRI の投与に関連した比較的頻度の高い副作用です。さらに，SNRI は過度の発汗や高血圧を引き起こすこともあります。デュロキセチンは TCA やミルタザピンと同様に，肝疾患の既往のある患者には十分注意して処方すべきであるとされています。抗うつ薬の薬理学的詳細は本書の範囲外であるため，関連する報告[280, 315]を参照するようお願いします。

1　有効性

　抗精神病薬よりはデータがありますが，てんかんを持つ人に対する抗うつ薬の薬効についてはエビデンスレベルは高くありません。これまでにてんかん症例に対する有効性を調べた研究が少なくとも 8 件発表されていますが，そのうち 6 件はエビデンスレベルの低い前後比較試験です（表 12）。残りの 2 つはランダム化比較試験の報告ですが，英語で書かれているのはさかのぼること 1985 年の 1 つのみで，プラセボと抗うつ薬の間で有効性の有意差を示すことはできていませ

表12　てんかん患者におけるうつ病に対する抗うつ薬の有効性

筆頭著者 （発行年）	研究デザイン	対象	医薬品	評価 （エンドポイント）	有効性
Robertson (1985)[257]	RCT	HAM-D>15 n=39	アミトリプチリン， nomifensine， プラセボ	HAM-D （6週）	グループ間に 有意差なし
Kanner (2000)[143]	オープン， BAT	ほとんどが PE n=97（MDD 28，DLDE 69）	セルトラリン	主観的な印 象	54%に効果
Hovorka (2000)[115]	オープン， BAT	HAM-D>15 >20歳以上 n=43	citalopram	HAM-D （4週，8週）	改善された
Kühn (2003)[171]	オープン， BAT	HAM-D>15 >19歳 側頭葉てんか ん n=75	ミルタザピン， sitalopram， reboxetine	HAM-D （4週，20〜30週）	改善された
Specchio (2004)[278]	オープン， BAT	MADRS≧20 成人，主に PE n=45	citalopram	MADRS （2ヵ月，4ヵ月）	改善された
Zhu (2004)*[326]	RCT	7〜60歳 n=64 てんかんの種 類は特定せず	ベンラファキシ ン， プラセボ	HAM-D	有意差あり
Li (2005)*[179]	オープン**， BAT	CCMD IGE? が42； n=64	パロキセチン， doxepin	HAM-D， HAMA （8週間）	改善された
Thomé- Souza (2007)[294]	オープン，非 コントロール	>18歳 >4年 n=36	セルトラリン 次に fluoxetine	主観的な 印象	97%に効果

BAT：before after trial（投与前と投与後の比較）
CCMD：Chinese classification of mental disorder
DLDE：てんかんのディスチミア様障害
HAMA：ハミルトン不安評価尺度
HAM-D：ハミルトンうつ病評価尺度
IGE：特発性全般てんかん
MADRS：モンゴメリ・アスペルグうつ病評価尺度
MDD：major depression disorder
PE：てんかん患者
RCT：ランダム化比較試験
＊中国語で書かれている。
＊＊対照群と目的群は無作為に分けられてはいるが，両群とも抗うつ薬が投与されており，
　　プラセボ群との比較ではない。

ん。てんかん患者において抗うつ薬とプラセボの間に有意差を示した
唯一の RCT は，中国語で書かれた報告ですが，その研究サンプルの
年齢は 7〜60 歳（平均 27.3 歳）であり，小児患者を含んでいます。さ
らに，本文中には正確なてんかん分類やうつ病の定義は記載されてい

ません。したがって，てんかん患者に対する抗うつ薬の有効性を示唆しているのは，エビデンスレベルの低い研究か，対象症例の曖昧な研究しかないことになります[187]。ただし，少数例であっても，抗うつ薬に反応するような特発性のうつ病に近い病態が出現したてんかんを持つ人に対し，抗うつ薬の投与により自殺を予防できる場合があることはエキスパートの間では共有されています［Case 18, 19 ☞ 66, 67 頁］。

2 治療期間

　うつ病の治療が成功した後，抗うつ薬をどれくらいの期間継続すべきかをてんかん症例に関して示した研究結果はありません。特発性うつ病の場合，寛解に成功した場合には，同じ用量でさらに 9〜12 ヵ月抗うつ薬を継続することが推奨されています[233, 250]。1 年以上の長期維持に関しては，次項で述べるように，薬物併用による副作用の増加や，一部の抗うつ薬ではけいれん閾値を下げる可能性が指摘されており，リスクとベネフィットを勘案して慎重に継続の可否を考慮すべきですが，今のところはどの程度継続すべきかのてんかん事例における目安はありません。

3 けいれん促進作用

　幸いなことに，てんかんのある人に対する SSRI と SNRI の相対的な安全性，特にけいれん閾値に関する安全性については繰り返し確認されています。少なくとも短期投与であれば，臨床的に意味のあるところまで閾値を下げることはないだろうと言われています。表 12 に示した 8 件の研究すべてで，抗うつ薬投与後 1〜6 ヵ月以内に発作頻度が増加することはなかったと報告されています。この結論は，より大規模なてんかん患者群を対象とした研究[227]や，てんかんを伴わないうつ病患者を対象とした報告[9, 167]でも支持されています。これらの研究では，TCA よりも SSRI や SNRI などの新しい抗うつ薬の処方が推奨されており，一部の著者は，そうした比較的新規の抗うつ薬は

抗けいれん作用を示すとさえ主張しています[9, 126, 203]。それを受けて多くのてんかんの専門家は，てんかん発作の誘発を恐れるあまり，抗うつ薬が十分に処方されていないことに対して警鐘を鳴らしています[59, 147]。**クロミプラミン**[♦109]，マプロチリン，**アモキサピン**[♦110]および **bupropion**[♦111] を除いた抗うつ薬について，少なくとも短期的にはけいれん発作を誘発する恐れなしに，てんかんを持つ人に安全に投与できることは広くコンセンサスを得ていると考えてよいと思われます（ただし，ごく例外的にではありますが，棘徐波昏迷が誘発された事例が SSRI でも報告されていることには留意が必要ですが［表9 ☞ 54頁]）。

他方で，抗うつ薬を長期的なスパンで服用する場合には，けいれん閾値の低下について，なお検討の余地があります。大規模コホート研究において，Hill ら[110] は，5年間の追跡期間中に**ベンラファキシン**と**ロフェプラミン**を投与された患者 100人中1人，**トラゾドン**を投与された患者 100人中2人に発作が生じたことを報告しています。プラセボと比較したオッズ比は，ロフェプラミンまたはベンラファキシンを投与された場合は3倍，トラゾドンを投与された症例では5

♦109 **クロミプラミン**：三環系抗うつ薬の一種。セロトニンとノルアドレナリンの再取り込みを強力に阻害する。強迫症の治療薬としても有用。ドパミン作動性の神経伝達にもわずかに影響を与えることがある。通常，成人の初期用量は 25〜50 mg/日であり，その後必要に応じて 225 mg/日まで徐々に漸増する。最も一般的な副作用は，他の三環系抗うつ薬と同様，口渇，便秘，目のかすみなどの抗コリン作用，および抗 α1 作用による起立性低血圧などである。性機能障害やけいれん閾値の低下に関する訴えは，他の三環系抗うつ薬よりも頻度が高い。
・Peters MD 2nd, et al（1990）［PMID：2180623]

♦110 **アモキサピン**：三環系抗うつ薬の一種であるが，抗ドパミン作用もあるため作用発現が早く，4〜7日で治療効果が現れることがある。マプロチリンやクロミプラミンとともに，この薬剤はけいれん発作の発生率の増加と関連している。アモキサピンは発癌性の可能性があるという報告に基づいて，現在一部の国では販売が中止されている。
・Litovitz TL, et al（1983）［PMID：6876345]

♦111 **bupropion**：ドパミン・ノルアドレナリン再取り込み阻害薬。うつ病の治療に有効で忍容性が高く，禁煙補助薬としても用いられる。他の三環系抗うつ薬や選択的セロトニン再取り込み阻害薬（SSRI）と比較して，傾眠，体重増加，性機能障害が少ない。450 mg を超える bupropion の投与はけいれん閾値を下げる可能性がある。そのため米国では 1986 年に当初の用量での投与が中止された。日本では未承認である。
・Dhillon S, et al（2008）［PMID：18370448]

倍でした。

4　併用によって増強される副作用

　TCA，SNRI，fluoxetine を除く SSRI は，バルプロ酸，カルバマゼピン，ガバペンチン，プレガバリンを投与されたてんかん患者において体重増加を増強する可能性があるとされます[219, 305]。骨粗鬆症も SSRI[73, 99, 180] と EIAED の両方で増加することが知られており，より最近のレビューでは TCA でも同様であることが示唆されています[241]。ベンラファキシンを服用した場合，低ナトリウム血症につながる SIADH（syndrome of inappropriate anti-diuretic hormone）が生ずる可能性があるので，この抗うつ薬をカルバマゼピン，oxcarbazepine，または eslicarbazepine と併用投与する場合は，ナトリウム値を注意深くモニターする必要があります[237]。

5　抗うつ薬と抗てんかん薬の薬物相互作用

　抗うつ薬と抗てんかん薬の複雑な薬物相互作用を図 18 にまとめました。これらの相互作用では，抗精神病薬と同様にチトクローム p450 の誘導と阻害が重要な役割を果たしています。原則的に，EIAED は一部の抗うつ薬の効力を低下させ，他方で，TCA や fluoxetine を除く新しい抗うつ薬群の一部は，チトクローム p450 関連酵素の代謝を阻害することによってカルバマゼピンやフェニトインの血中濃度を上げると概観できるでしょう[147, 201, 212, 217, 232, 272, 277, 300]。

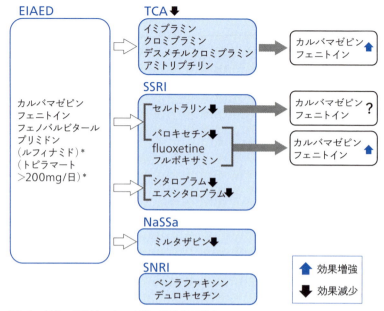

図18　抗うつ薬と抗てんかん薬の薬物相互作用
EIAED：酵素誘導抗てんかん薬，TCA：三環系抗うつ薬，SSRI：選択的セロトニン再取り込み阻害薬，NaSSa：ノルアドレナリン作動性・特異的セロトニン作動性抗うつ薬，SNRI：セロトニン・ノルアドレナリン再取り込み阻害薬
＊CYP3A4の軽度誘導薬

Clinical tips 16

①いくつかの例外を除いて，短期間処方の場合には，てんかん発作は基本的には悪化しない。
② EIAEDはほとんどの抗うつ薬の機能を低下させるが，他方でTCAと一部のSSRIはカルバマゼピンとフェニトインの活性を増強する（図18）。
③1年を超えて抗うつ薬の継続投与する場合には，骨粗鬆症や発作閾値の低下などの潜在的なリスクとなるため，リスクとベネフィットを天秤に掛けて判断する必要がある。

3 その他の向精神薬

1 メチルフェニデート

　国際抗てんかん連盟（ILAE）小児委員会の併存症タスクフォースが発表したコンセンサスペーパー[20]に基づき，ADHDに関するいくつかの知見をここに要約しておきます。

- ・知的障害のある小児は，発作コントロール不良と同様に，ADHDのリスクが高い。
- ・バルプロ酸は，小児欠神てんかんを持つ子どもの注意の問題を悪化させる可能性がある。
- ・メチルフェニデートは小児てんかんを持つ子どもにも忍容性があり，有効である。
- ・小児てんかんを持つ子どもでは，発作を誘発する心配なく抗ADHD薬を使用することができる[40, 248]。

　しかし，抗ADHD薬を開始する前に，精神科的にネガティブな特性を有する抗てんかん薬やADHD様行動を引き起こす可能性のあるベンゾジアゼピン系薬剤をまずは中止すべきだと思われます［**Case 16, 37, 41** ☞ 62, 110, 117頁］。一方，成人てんかんでは，この問題に関連する信頼性の高いエビデンスに乏しく，いくつかの研究で言及はされてはいますが[4]，コンセンサスはありません。ただし，小児てんかんと同様に，メチルフェニデート開始後に発作閾値の低下はないことは確認されています。

2 炭酸リチウム

　炭酸リチウムの長期治療を受けている場合，**甲状腺機能低下症**に罹患しやすいことが知られています[155]。EIAED，特にカルバマゼピン

を併用すると，甲状腺機能低下を促進する可能性があり[325]，両薬剤
の併用に際しては特に注意を要します。

文 献 一 覧

1) Adachi N, Akanuma N, Fenwick P, et al. Seizure activity and individual vulnerability on first-episode interictal psychosis in epilepsy. Epilepsy Behav 2018；79：234-238

2) Adachi N, Ito M, Kanemoto K, et al. Duration of postictal psychotic episodes. Epilepsia 2007；48：1531-1537

3) Adachi N, Onuma T, Kato M, et al. Analogy between psychosis antedating epilepsy and epilepsy antedating psychosis. Epilepsia 2011；52：1239-1244

4) Adams J, Alipio-Jocson V, Inoyama K, et al. Methylphenidate, cognition, and epilepsy：A 1-month open-label trial. Epilepsia 2017；58：2124-2132

5) Aftab A, VanDercar A, Alkhachroum A, et al. Nonconvulsive Status Epilepticus After Electroconvulsive Therapy：A Review of Literature. Psychosomatics 2018；59：36-46

6) Agrawal N, Mula M. Treatment of psychoses in patients with epilepsy：an update. Ther Adv Psychopharmacol 2019；9：2045125319862968

7) Ahn YM, Kim K, Kim YS. Three cases of reversible agranulocytosis after treatment with lamotrigine. Psychiatry Investig 2008；5：121-123

8) Alkhamees HA, Selai CE, Shorvon SD, et al. The use of the NDDI-E in Arabic to identify symptoms of depression of moderate or greater severity in people with epilepsy. Epilepsy Behav 2014；32：55-58

9) Alper K, Schwartz KA, Kolts RL, et al. Seizure incidence in psychopharmacological clinical trials：an analysis of Food and Drug Administration（FDA）summary basis of approval reports. Biol Psychiatry 2007；62：345-354

10) Altshuler L, Rausch R, Delrahim S, et al. Temporal lobe epilepsy, temporal lobectomy, and major depression. J Neuropsychiatry Clin Neurosci 1999；11：436-443

11) Altuna M, Giménez S, Fortea J. Epilepsy in Down Syndrome：A Highly Prevalent Comorbidity. J Clin Med 2021；10：2776

12) Anhoury S, Brown RJ, Krishnamoorthy ES, et al. Psychiatric outcome after temporal lobectomy：a predictive study. Epilepsia 2000；41：1608-1615

13) Anzellotti F, Ricciardi L, Monaco D, et al. Cefixime-induced nonconvulsive status epilepticus. Neurol Sci 2012；33：325-329

14) Appleton RE, Farrell K, Teal P, et al. Complex partial status epilepticus associated with cyclosporin A therapy. J Neurol Neurosurg Psychiatry 1989；52：1068-1071

15) Arshad S, Winterhalder R, Underwood L, et al. Epilepsy and intellectual disability：Does epilepsy increase the likelihood of co-morbid psychopathology？Research in Developmental Disabilities 2011；32：353-357

16) Asadi-Pooya AA, Asadollahi M, Tinker J, et al. Post-epilepsy surgery psychogenic nonepileptic seizures. Epilepsia 2016；57：1691-1696

17) Asadi-Pooya AA, Bahrami Z. Dramatic presentations in psychogenic nonepileptic seizures. Seizure 2019；65：144-147

18) Asadi-Pooya AA, Emami Y, Emami M, et al. Prolonged psychogenic nonepileptic seizures or pseudostatus. Epilepsy Behav 2014；31：304-306

19) Atassi M.［Reading epilepsy］. Fortschr Neurol Psychiatr 1983；51：69-75

20) Auvin S, Wirrell E, Donald KA, et al. Systematic review of the screening, diagnosis, and management of ADHD in children with epilepsy. Consensus paper of the Task Force on Comorbidities of the ILAE Pediatric Commission. Epilepsia 2018；59：1867-1880

21) Avbersek A, Sisodiya S. Does the primary literature provide support for clinical signs used

to distinguish psychogenic nonepileptic seizures from epileptic seizures? J Neurol Neurosurg Psychiatry 2010 ; 81 : 719-725

22) Azuma H, Akechi T, Furukawa TA. Absence status associated with focal activity and polydipsia-induced hyponatremia. Neuropsychiatr Dis Treat 2008 ; 4 : 495-498

23) Balslev T, Uldall P, Buchholt J. Provocation of non-convulsive status epilepticus by tiagabine in three adolescent patients. Eur J Paediatr Neurol 2000 ; 4 : 169-170

24) Bandettini di Poggio M, Anfosso S, Audenino D, et al. Clarithromycin-induced neurotoxicity in adults. J Clin Neurosci 2011 ; 18 : 313-318

25) Barbieri V, Cardinale F, Luoni A, et al. Risk factors for postoperative depression in 150 subjects treated for drug-resistant focal epilepsy. Epidemiol Psychiatr Sci 2011 ; 20 : 99-105

26) Bauer G, Trinka E. Nonconvulsive status epilepticus and coma. Epilepsia 2010 ; 51 : 177-190

27) Benbadis SR, Lancman ME, King LM, et al. Preictal pseudosleep : a new finding in psychogenic seizures. Neurology 1996 ; 47 : 63-67

28) Beniczky S, Conradsen I, Pressler R, et al. Quantitative analysis of surface electromyography : Biomarkers for convulsive seizures. Clin Neurophysiol 2016 ; 127 : 2900-2907

29) Beniczky S, Hirsch LJ, Kaplan PW, et al. Unified EEG terminology and criteria for nonconvulsive status epilepticus. Epilepsia 2013 ; 54 Suppl 6 : 28-29

30) Bergen D, Ristanovic R. Weeping as a common element of pseudoseizures. Arch Neurol 1993 ; 50 : 1059-1060

31) Besag FM, Berry D. Interactions between antiepileptic and antipsychotic drugs. Drug Saf 2006 ; 29 : 95-118

32) Beyenburg S, Mitchell AJ, Schmidt D, et al. Anxiety in patients with epilepsy : systematic review and suggestions for clinical management. Epilepsy Behav 2005 ; 7 : 161-171

33) Bianchi E, Erba G, Beghi E, et al. Self-reporting versus clinical scrutiny : The value of adding questionnaires to the routine evaluation of seizure disorders. An exploratory study on the differential diagnosis between epilepsy and psychogenic nonepileptic seizures. Epilepsy Behav 2019 ; 90 : 191-196

34) Biton V. Weight change and antiepileptic drugs : health issues and criteria for appropriate selection of an antiepileptic agent. Neurologist 2006 ; 12 : 163-167

35) Bladin PF. Psychosocial difficulties and outcome after temporal lobectomy. Epilepsia 1992 ; 33 : 898-907

36) Blumer D, Wakhlu S, Davies K, et al. Psychiatric outcome of temporal lobectomy for epilepsy : incidence and treatment of psychiatric complications. Epilepsia 1998 ; 39 : 478-486

37) Bolton PF, Carcani-Rathwell I, Hutton J, et al. Epilepsy in autism : features and correlates. Br J Psychiatry 2011 ; 198 : 289-294

38) Bottaro FJ, Martinez OA, Pardal MM, et al. Nonconvulsive status epilepticus in the elderly : a case-control study. Epilepsia 2007 ; 48 : 966-972

39) Brent J, Vo N, Kulig K, et al. Reversal of prolonged isoniazid-induced coma by pyridoxine. Arch Intern Med 1990 ; 150 : 1751-1753

40) Brikell I, Chen Q, Kuja-Halkola R, et al. Medication treatment for attention-deficit/hyperactivity disorder and the risk of acute seizures in individuals with epilepsy. Epilepsia 2019 ; 60 : 284-293

41) Brown RJ, Reuber M. Psychological and psychiatric aspects of psychogenic non-epileptic seizures（PNES）: A systematic review. Clin Psychol Rev 2016 ; 45 : 157-182

42) Bruton CJ. The Neuropathology of Temporal Lobe Epilepsy（Maudsley Monograph No 31）. Oxford University Press, 1988

43) Buranee K, Teeradej S, Chusak L, et al. Epilepsy-related psychoses and psychotic symptoms are significantly reduced after resective epilepsy surgery and are not associated with surgery outcome or epilepsy characteristics：a cohort study. Psychiatry Res 2016；245：333-339

44) Calle-López Y, Ladino LD, Benjumea-Cuartas V, et al. Forced normalization：A systematic review. Epilepsia 2019；60：1610-1618

45) Camfield P, Camfield C, Pohlmann-Eden B. Transition from pediatric to adult epilepsy care：a difficult process marked by medical and social crisis. Epilepsy Curr 2012；12：13-21

46) Cankurtaran ES, Ulug B, Saygi S, et al. Psychiatric morbidity, quality of life, and disability in mesial temporal lobe epilepsy patients before and after anterior temporal lobectomy. Epilepsy Behav 2005；7：116-122

47) Cantador AA, Meschia JF, Freeman WD, et al. Nonconvulsive status with metronidazole. Neurohospitalist 2013；3：185-189

48) Cardeña E, Pick S, Litwin R. Differentiating psychogenic nonepileptic from epileptic seizures：A mixed-methods, content analysis study. Epilepsy Behav 2020；109：107121 doi: 10. 1016/j. yebeh. 2020. 107121

49) Cengiz GF, Tanık N. Validity and reliability of the Turkish version of the Neurological Disorders Depression Inventory for Epilepsy（NDDI-E). Epilepsy Behav 2019；99：106471 doi: 10. 1016/j. yebeh. 2019. 106471

50) Centorrino F, Price BH, Tuttle M, et al. EEG abnormalities during treatment with typical and atypical antipsychotics. Am J Psychiatry 2002；159：109-115

51) Chen B, Choi H, Hirsch LJ, et al. Psychiatric and behavioral side effects of antiepileptic drugs in adults with epilepsy. Epilepsy Behav 2017；76：24-31

52) Chen DK, So YT, Fisher RS, et al. Use of serum prolactin in diagnosing epileptic seizures：report of the Therapeutics and Technology Assessment Subcommittee of the American Academy of Neurology. Neurology 2005；65：668-675

53) Chen Z, Lusicic A, O'Brien TJ, et al. Psychotic disorders induced by antiepileptic drugs in people with epilepsy. Brain 2016；139：2668-2678

54) Chung SS, Gerber P, Kirlin KA. Ictal eye closure is a reliable indicator for psychogenic nonepileptic seizures. Neurology 2006；66：1730-1731

55) Chung S, Williams B, Dobrinsky C, et al. Perampanel with concomitant levetiracetam and topiramate：Post hoc analysis of adverse events related to hostility and aggression. Epilepsy Behav 2017；75：79-85

56) Claude H, Ey H, Migault P. Etats dysesthésiques de structure comitiale. Ann Médico-Psycho 92：257-267, 1934

57) Cleary RA, Thompson PJ, Fox Z, et al. Predictors of psychiatric and seizure outcome following temporal lobe epilepsy surgery. Epilepsia 2012；53：1705-1712

58) Cooper SA, Smiley E, Morrison J, et al. Mental ill-health in adults with intellectual disabilities：prevalence and associated factors. Br J Psychiatry 2007；190：27-35

59) Cotterman-Hart S. Depression in epilepsy：why aren't we treating? Epilepsy Behav 2010；19：419-421

60) D'Souza C. "Out of the shadows"：the patient's view. Epilepsia 2002；43 Suppl 6：18-19

61) D'Alessio L, Scévola L, Fernandez Lima M, et al. Psychiatric outcome of epilepsy surgery in patients with psychosis and temporal lobe drug-resistant epilepsy：a prospective case series. Epilepsy Behav 2014；37：165-170

62) Danielsson S, Gillberg IC, Billstedt E, et al. Epilepsy in young adults with autism：a

prospective population-based follow-up study of 120 individuals diagnosed in childhood. Epilepsia 2005 ; 46 : 918-923

63) de Leon J, Santoro V, D'Arrigo C, et al. Interactions between antiepileptics and second-generation antipsychotics. Expert Opin Drug Metab Toxicol 2012 ; 8 : 311-334

64) de Toffol B, Trimble M, Hesdorffer DC, et al. Pharmacotherapy in patients with epilepsy and psychosis. Epilepsy Behav 2018 ; 88 : 54-60

65) Deb S, Joyce J. Psychiatric illness and behavioural problems in adults with learning disability and epilepsy. Behav Neurol 1999 ; 11 : 125-129

66) Demler TL, Trigoboff E. Are clozapine blood dyscrasias associated with concomitant medications? Innov Clin Neurosci 2011 ; 8 : 35-41

67) Devinsky O, Abramson H, Alper K, et al. Postictal psychosis : a case control series of 20 patients and 150 controls. Epilepsy Res 1995 ; 20 : 247-253

68) Devinsky O, Barr WB, Vickrey BG, et al. Changes in depression and anxiety after resective surgery for epilepsy. Neurology 2005 ; 65 : 1744-1749

69) Devinsky O, Cox C, Witt E, et al. Ictal fear in temporal lobe epilepsy : association with interictal behavioral changes. J Epilepsy 1991 ; 4 : 231-238

70) Devinsky O. Postictal psychosis : common, dangerous, and treatable. Epilepsy Curr 2008 ; 8 : 31-34

71) Deykin EY, MacMahon B. The incidence of seizures among children with autistic symptoms. Am J Psychiatry 1979 ; 136 : 1310-1312

72) Di Capua D, Garcia-Garcia ME, Reig-Ferrer A, et al. Validation of the Spanish version of the Neurological Disorders Depression Inventory for Epilepsy (NDDI-E). Epilepsy Behav 2012 ; 24 : 493-496

73) Diem SJ, Blackwell TL, Stone KL, et al. Use of antidepressants and rates of hip bone loss in older women : the study of osteoporotic fractures. Arch Intern Med 2007 ; 167 : 1240-1245

74) Dobbertin MD, Wigington G, Sharma A, et al. Intubation in a case of psychogenic, non-epileptic status epilepticus. J Neuropsychiatry Clin Neurosci 2012 ; 24 : E8 doi: 10. 1176/appi. neuropsych. 11010022.

75) Drislane FW, Schomer DL. Anticonvulsant medication effect in patients with continuous epileptiform discharges. Clin Neuropharmacol 1994 ; 17 : 165-174

76) Duncan R, Anderson J, Cullen B, et al. Predictors of 6-month and 3-year outcomes after psychological intervention for psychogenic non epileptic seizures. Seizure 2016 ; 36 : 22-26

77) Duncan R, Oto M. Psychogenic nonepileptic seizures in patients with learning disability : comparison with patients with no learning disability. Epilepsy Behav 2008 ; 12 : 183-186

78) Dworetzky BA, Mortati KA, Rossetti AO, et al. Clinical characteristics of psychogenic nonepileptic seizure status in the long-term monitoring unit. Epilepsy Behav 2006 ; 9 : 335-338

79) Dworetzky BA, Weisholtz DS, Perez DL, et al. A clinically oriented perspective on psychogenic nonepileptic seizure-related emergencies. Clin EEG Neurosci 2015 ; 46 : 26-33

80) Espie CA, Watkins J, Curtice L, et al. Psychopathology in people with epilepsy and intellectual disability ; an investigation of potential explanatory variables. J Neurol Neurosurg Psychiatry 2003 ; 74 : 1485-1492

81) Farooq S, Sherin A. Interventions for psychotic symptoms concomitant with epilepsy. Cochrane Database Syst Rev 2015 : CD006118

82) Fenwich PB, Fenwick PB. Psychiatric assessment and temporal lobectomy. Acta Neurol Scand Suppl 1988 ; 117 : 96-102

83) Fernández-Torre JL, Hernández-Hernández JL, Jiménez-Bonilla J, et al. Complex partial

status epilepticus is an unrecognised feature in SESA syndrome : new insights into its pathophysiology. Epileptic Disord 2007 ; 9 : 134-139

84) Fernández-Torre JL, Rebollo M, Gutiérrez A, et al. Nonconvulsive status epilepticus in adults : electroclinical differences between proper and comatose forms. Clin Neurophysiol 2012 ; 123 : 244-251

85) Filho GM, Lin K, Lin J, et al. Are personality traits of juvenile myoclonic epilepsy related to frontal lobe dysfunctions? A proton MRS study. Epilepsia 2009 ; 50 : 1201-1209

86) Filho GM, Mazetto L, Gomes FL, et al. Pre-surgical predictors for psychiatric disorders following epilepsy surgery in patients with refractory temporal lobe epilepsy and mesial temporal sclerosis. Epilepsy Res 2012 ; 102 : 86-93

87) Foong J, Flugel D. Psychiatric outcome of surgery for temporal lobe epilepsy and presurgical considerations. Epilepsy Res 2007 ; 75 : 84-96

88) Fountain NB, Waldman WA. Effects of benzodiazepines on triphasic waves : implications for nonconvulsive status epilepticus. J Clin Neurophysiol 2001 ; 18 : 345-352

89) Gagiano C, Read S, Thorpe L, et al. Short- and long-term efficacy and safety of risperidone in adults with disruptive behaviour disorders. Psychopharmacology (Berl) 2005 ; 179 : 629-636

90) Gates JR, Ramani V, Whalen S, et al. Ictal characteristics of pseudoseizures. Arch Neurol 1985 ; 42 : 1183-1187

91) Gerard ME, Spitz MC, Towbin JA, et al. Subacute postictal aggression. Neurology 1998 ; 50 : 384-388

92) Gill SJ, Lukmanji S, Fiest KM, et al. Depression screening tools in persons with epilepsy : A systematic review of validated tools. Epilepsia 2017 ; 58 : 695-705

93) Gilliam FG, Barry JJ, Hermann BP, et al. Rapid detection of major depression in epilepsy : a multicentre study. Lancet Neurol 2006 ; 5 : 399-405

94) Glosser G, Roberts D, Glosser DS. Nonepileptic seizures after resective epilepsy surgery. Epilepsia 1999 ; 40 : 1750-1754

95) Goji H, Kanemoto K. The effect of perampanel on aggression and depression in patients with epilepsy : A short-term prospective study. Seizure 2019 ; 67 : 1-4

96) Guberman A. Psychogenic pseudoseizures in non-epileptic patients. Can J Psychiatry 1982 ; 27 : 401-404

97) Gulick TA, Spinks IP, King DW. Pseudoseizures : ictal phenomena. Neurology 1982 ; 32 : 24-30

98) Guo Y, Chen ZM, Zhang YX, et al. Reliability and validity of the Chinese version of the Neurological Disorders Depression Inventory for Epilepsy (C-NDDI-E). Epilepsy Behav 2015 ; 45 : 225-228

99) Haney EM, Warden SJ, Bliziotes MM. Effects of selective serotonin reuptake inhibitors on bone health in adults : time for recommendations about screening, prevention and management? Bone 2010 ; 46 : 13-17

100) Hansen CC, Ljung H, Brodtkorb E, et al. Mechanisms Underlying Aggressive Behavior Induced by Antiepileptic Drugs : Focus on Topiramate, Levetiracetam, and Perampanel. Behav Neurol 2018 : 2064027
doi: 10. 1155/2018/2064027

101) Hansen CP, Amiri M. Combined detection of depression and anxiety in epilepsy patients using the Neurological Disorders Depression Inventory for Epilepsy and the World Health Organization well-being index. Seizure 2015 ; 33 : 41-45

102) Haq MZU, Prakash R, Akhtar S. Mirtazapine precipitated seizures : a case report. Prog Neuropsychopharmacol Biol Psychiatry 2008 ; 32 : 1076-1078

文献一覧　　175

103) Hara H. Autism and epilepsy : a retrospective follow-up study. Brain Dev 2007 ; 29 : 486-490

104) Harris EC, Barraclough B. Suicide as an outcome for mental disorders. A meta-analysis. Br J Psychiatry 1997 ; 170 : 205-228

105) Hasan Å , Falkai P, Wobrock T, et al. World Federation of Societies of Biological Psychiatry (WFSBP) guidelines for biological treatment of schizophrenia – a short version for primary care. Int J Psychiatry Clin Pract 2017 ; 21 : 82-90

106) Hedges D, Jeppson K, Whitehead P. Antipsychotic medication and seizures : a review. Drugs Today (Barc) 2003 ; 39 : 551-557

107) Henriksen GF. Status epilepticus partialis wit fear as clinical expression. Report of a case and ictal EEG findings. Epilepsia 1973 ; 14 : 39-46

108) Hermann BP, Chhabria S. Interictal psychopathology in patients with ictal fear. Examples of sensory-limbic hyperconnection?. Arch Neurol 1980 ; 37 : 667-668

109) Hesdorffer DC. Comorbidity between neurological illness and psychiatric disorders. CNS Spectr 2016 ; 21 : 230-238

110) Hill T, Coupland C, Morriss R, et al. Antidepressant use and risk of epilepsy and seizures in people aged 20 to 64 years : cohort study using a primary care database. BMC Psychiatry 2015 ; 15 : 315
doi: 10. 1186/s12888-015-0701-9

111) Hingray C, McGonigal A, Kotwas I, et al. The relationship between epilepsy and anxiety disorders. Curr Psychiatry Rep 2019 ; 21 : 40
doi 10. 1007/s11920-019-1029-9.

112) Hoff H, Pötzl O. Anatomischer Befund eines Falles mit Zeitrafferphänomenon. Deutsche Zeitschrift für Nervenheilkunde 1938 ; 145 : 150-178

113) Holtkamp M, Othman J, Buchheim K, et al. Diagnosis of psychogenic nonepileptic status epilepticus in the emergency setting. Neurology 2006 ; 66 : 1727-1729

114) Hori M, Suzuki T, Sasaki M, et al. Convulsive seizures in schizophrenic patients induced by zotepine administration. Jpn J Psychiatry Neurol 1992 ; 46 : 161-167

115) Hovorka J, Herman E, Nemcová II. Treatment of interictal depression with citalopram in patients with epilepsy. Epilepsy Behav 2000 ; 1 : 444-447

116) Huber B, Schmid G. A two-year retrospective evaluation of perampanel in patients with highly drug-resistant epilepsy and cognitive impairment. Epilepsy Behav 2017 ; 66 : 74-79

117) 稲田英利子, 大島智弘, 木村 仁, 他. うつ病性昏迷として治療が開始された非けいれん性てんかん発作重積状態の1例. 精神科治療学 2004 ; 19 : 219-224

118) 伊藤ますみ, 加藤昌明, 足立直人, 他. 成人てんかん治療における pseudoseizure の特徴と診断. 厚生労働省精神・神経疾患研究委託費 (13指・1). てんかんの診断・治療ガイドライン作成とその実証的研究・平成15年度研究報告書. 原生労働省 ; 2004. pp61-66

119) 岩佐博人, 保阪玲子, 兼子 直. てんかんに併存する精神症状とその対応—精神医学的視点を含む診療構造の提言. Brain Nerve 2018 ; 70 : 1005-1016.

120) Iwasa H, Shibata T, Mine S, et al. Different patterns of dipole source localization in gelastic seizure with or without a sense of mirth. Neurosci Res 2002 ; 43 : 23-29

121) Izadyar S, Shah V, James B. Comparison of postictal semiology and behavior in psychogenic nonepileptic and epileptic seizures. Epilepsy Behav 2018 ; 88 : 123-129

122) Jacoby A, Baker GA, Steen N, et al. The clinical course of epilepsy and its psychosocial correlates : findings from a U. K. Community study. Epilepsia 1996 ; 37 : 148-161

123) Janet P. L'automatisme psychologique. Essai de psychologie expérimentale sur les formes inférieures de l'activité humaine. Félix Alcan, 1889 [松本雅彦 (訳). 心理学的自動症.

みすず書房，東京，2013]

124) Janz D. Die Epilepsien. Thieme, 1998, pp468-472

125) Jensen I, Larsen JK. Mental aspects of temporal lobe epilepsy. Follow-up of 74 patients after resection of a temporal lobe. J Neurol Neurosurg Psychiatry 1979；42：256-265

126) Jobe PC, Browning RA. The serotonergic and noradrenergic effects of antidepressant drugs are anticonvulsant, not proconvulsant. Epilepsy Behav 2005；7：602-619

127) Johannessen SI, Landmark CJ. Antiepileptic drug interactions – principles and clinical implications. Curr Neuropharmacol 2010；8：254-267

128) Jones JE, Hermann BP, Woodard JL, et al. Screening for major depression in epilepsy with common self-report depression inventories. Epilepsia 2005；46：731-735

129) Kando JC, Tohen M, Castillo J, et al. Concurrent use of clozapine and valproate in affective and psychotic disorders. J Clin Psychiatry 1994；55：255-257

130) 兼本浩祐，藤原建樹，池田昭夫，他：心因性非てんかん性発作（いわゆる偽発作）に関する診断・治療ガイドライン．てんかん研究 2009；26：478-482

131) Kanemoto K, Goji H, Tadokoro Y, et al. Psychogenic non-epileptic seizure in patients with intellectual disability with special focus on choice of therapeutic intervention. Seizure 2017；45：2-6

132) Kanemoto K, Kawasaki J, Kawai I. Postictal psychosis：a comparison with acute interictal and chronic psychoses. Epilepsia 1996；37：551-556

133) Kanemoto K, Kim Y, Miyamoto T, et al. Presurgical postictal and acute interictal psychoses are differentially associated with postoperative mood and psychotic disorders. J Neuropsychiatry Clin Neurosci 2001；13：243-247

134) Kanemoto K, Miyamoto T, Abe R. Ictal catatonia as a manifestation of de novo absence status epilepticus following benzodiazepine withdrawal. Seizure 1999；8：364-366

135) Kanemoto K, Tsuji T, Kawasaki J. Reexamination of interictal psychoses based on DSM IV psychosis classification and international epilepsy classification. Epilepsia 2001；42：98-103

136) Kanemoto K. Periictal Capgras syndrome after clustered ictal fear：depth-electroencephalogram study. Epilepsia 1997；38：847-850

137) Kanemoto K. Postictal psychoses, established facts and new clinical questions. In：Trimble M, Schmitz B（eds）. The Neuropsychiatry of Epilepsy, 2nd ed. Cambridge University Press, 2012, pp67-79

138) Kanemoto K. Postictal psychoses, revisited. In：Trimble M, Schmitz B（eds）. The Neuropsychiatry of Epilepsy. Cambridge University Press, 2002, pp117-132

139) Kanemoto K. Psychotic Disorders in Epilepsy：Do They Differ from Primary Psychosis? Curr Top Behav Neurosci 2022；55：183-208

140) 兼本浩祐．夢様状態 "dreamy state" の精神病理—Jackson の主体意識と対象意識をめぐって．臨床精神病理 1995；16：37-46

141) Kanemoto K, Tadokoro Y, Motooka H, et al. Prospective multicenter cohort study of possible psychogenic nonepileptic seizure cases-Results at 1-year follow-up examinations. Epilepsia Open 2023；8：134-145

142) Kanner AM, Gidal BE. Pharmacodynamic and pharmacokinetic interactions of psychotropic drugs with antiepileptic drugs. Int Rev Neurobiol 2008；83：397-416

143) Kanner AM, Kozak AM, Frey M. The use of sertraline in patients with epilepsy：Is it safe? Epilepsy Behav 2000；1：100-105

144) Kanner AM, Palac S. Depression in epilepsy：a common but often unrecognized comorbid malady. Epilepsy Behav 2000；1：37-51

145) Kanner AM, Stagno S, Kotagal P, et al. Postictal psychiatric events during prolonged video-electroencephalographic monitoring studies. Arch Neurol 1996；53：258-263

文献一覧　　177

146) Kanner AM. Depression in epilepsy：prevalence, clinical semiology, pathogenic mechanisms, and treatment. Biol Psychiatry 2003；54：388-398

147) Kanner AM. Most antidepressant drugs are safe for patients with epilepsy at therapeutic doses：A review of the evidence. Epilepsy Behav 2016；61：282-286

148) Kaplan PW, Billnitzer A, Fernández-Torre JL. Subacute encephalopathy with seizures in alcoholics（SESA）presenting as focal nonconvulsive status epilepticus. Clin EEG Neurosci 2018；49：414-416

149) Kaplan PW, Birbeck G. Lithium-induced confusional states：nonconvulsive status epilepticus or triphasic encephalopathy? Epilepsia 2006；47：2071-2074

150) Karterud HN, Knizek BL, Nakken KO. Changing the diagnosis from epilepsy to PNES：patients' experiences and understanding of their new diagnosis. Seizure 2010；19：40-46

151) 加藤悦史，田所ゆかり，大島智弘，他：パニック障害とてんかん性不安発作 "ictal fear" の臨床的相違．精神医学 55：121-127，2013

152) Kawai M, Goji H, Kanemoto K. Differences in aggression as psychiatric side effect of levetiracetam and perampanel in patients with epilepsy. Epilepsy Behav 2022；126：108493

153) Kellinghaus C, Dziewas R, Lüdemann P. Tiagabine-related non-convulsive status epilepticus in partial epilepsy：three case reports and a review of the literature. Seizure 2002；11：243-249

154) Kerr MP, Mensah S, Besag F, et al. International consensus clinical practice statements for the treatment of neuropsychiatric conditions associated with epilepsy. Epilepsia 2011；52：2133-2138

155) Kibirige D, Luzinda K, Ssekitoleko R. Spectrum of lithium induced thyroid abnormalities：a current perspective. Thyroid Res 2013；6：3（Published online 2013）
doi: 10. 1186/1756-6614-6-3

156) Kim A, Kim JE, Paek YM, et al. Cefepime- induced non-convulsive status epilepticus（NCSE）. J Epilepsy Res 2013；3：39-41

157) Kim MK, Kwon OY, Cho YW, et al. Marital status of people with epilepsy in Korea. Seizure 2010；19：573-579

158) Kirabira J, Forry JB, Kinengyere AA, et al. A systematic review protocol of stigma among children and adolescents with epilepsy. Syst Rev 2019；8：21
doi: 10. 1186/s13643-019-0940-9

159) Kishi T, Kaku K, Uegaki J, et al. Postictal psychosis coexisting with forced thinking. Gen Hosp Psychiatry 2003；25：55-57

160) Kline CA, Esekogwu VI, Henderson SO, et al. Non-convulsive status epilepticus in a patient with hypocalcemia. J Emerg Med 1998；16：715-718

161) Knake S, Hamer HM, Schomburg U, et al. Tiagabine-induced absence status in idiopathic generalized epilepsy. Seizure 1999；8：314-317

162) Ko PW, Hwang J, Lim HW, et al. Reliability and validity of the Korean version of the Neurological Disorders Depression Inventory for Epilepsy（K-NDDI-E）. Epilepsy Behav 2012；25：539-542

163) Koch-Staecker S, Kanemoto K. Psychiatric iatrogenic effects of epilepsy surgery. In：Engel J Jr. , Moshe SL（eds）. Epilepsy：A Comprehensive Textbook（Third Edition）. Wolters Kluwer, 2023, pp2640-2653

164) Koch-Stoeker S. Psychotische Phänomene bei Patienten mit operativ behandelten Temporallappenepilepsien. Epilepsieblätter 1997；10：32-35

165) Kojan S, Van Ness PC, Diaz-Arrastia R. Nonconvulsive status epilepticus resulting from Jarisch-Herxheimer reaction in a patient with neurosyphilis. Clin Electroencephalogr

2000；31：138-140

166）Konishi R, Kanemoto K. Psychosis rarely occurs in patients with late-onset focal epilepsy. Epilepsy Behav 2020；111：107295

167）Köster M, Grohmann R, Engel RR, et al. Seizures during antidepressant treatment in psychiatric inpatients-results from the transnational pharmacovigilance project "Arzneimittelsicherheit in der Psychiatrie"（AMSP）1993-2008. Psychopharmacology（Berl）2013；230：191-201 doi: 10. 1007/s00213-013-3281-8

168）Krahn LE, Rummans TA, Sharbrough FW, et al. Pseudoseizures after epilepsy surgery. Psychosomatics 1995；36：487-493

169）Krahn LE, Rummans TA, Peterson GC. Psychiatric implications of surgical treatment of epilepsy. Mayo Clin Proc 1996；71：1201-1204

170）Krumholz A, Niedermeyer E. Psychogenic seizures：a clinical study with follow-up data. Neurology 1983；33：498-502

171）Kühn KU, Quednow BB, Thiel M, et al. Antidepressive treatment in patients with temporal lobe epilepsy and major depression：a prospective study with three different antidepressants. Epilepsy Behav 2003；4：674-679

172）LaFrance WC Jr, Baker GA, Duncan R, et al. Minimum requirements for the diagnosis of psychogenic nonepileptic seizures：a staged approach：a report from the International League Against Epilepsy Nonepileptic Seizures Task Force. Epilepsia 2013；54：2005-2018

173）LaRoche SM, Shivdat-Nanhoess R. Subacute encephalopathy and seizures in alcoholics（SESA）presenting with non-convulsive status epilepticus. Seizure 2011；20：505-508

174）Leinonen E, Tuunainen A, Lepola U. Postoperative psychoses in epileptic patients after temporal lobectomy. Acta Neurol Scand 1994；90：394-399

175）Leitinger M, Beniczky S, Rohracher A, et al. Salzburg Consensus Criteria for Non-Convulsive Status Epilepticus-approach to clinical application. Epilepsy Behav 2015；49：158-163

176）Lempert T, Bauer M, Schmidt D. Syncope：a videometric analysis of 56 episodes of transient cerebral hypoxia. Ann Neurol 1994；36：233-237

177）LEVIN S. Epileptic clouded states；a review of 52 cases. J Nerv Ment Dis 1952；116：215-225

178）Li W, Jayagopal LA, Taraschenko O. Ictal asystole with isolated syncope：A case report and literature review. Epilepsy Behav Case Rep 2018；11：47-51

179）Li W, Ma DR. A randamized controlled trial to evaluate the efficacy of paroxetine and doxepin in treating epileptic patients with depression. Chinese J Clinical Rehav 2005；12：20-21

180）Liu B, Anderson G, Mittmann N, et al. Use of selective serotonin-reuptake inhibitors or tricyclic antidepressants and risk of hip fractures in elderly people. Lancet 1998；351：1303-1307

181）Liu HC, Chen CH, Yeh IJ, et al. Characteristics of postictal psychosis in a psychiatric center. Psychiatry Clin Neurosci 2001；55：635-639

182）Logsdail SJ, Toone BK. Post-ictal psychoses. A clinical and phenomenological description. Br J Psychiatry 1988；152：246-252

183）Luciano GL, Brennan MJ, Rothberg MB. Postprandial hypotension. Am J Med 2010；123：281. e1-281. e2816

184）Mace CJ, Trimble MR. Psychosis following temporal lobe surgery：a report of six cases. J Neurol Neurosurg Psychiatry 1991；54：639-644

185）Magaard J L, Seeralan T, Schulz H, et al. Factors associated with help-seeking behaviour

among individuals with major depression : A systematic review. PLoS ONE 2017 ; 12 : e0176730 (epub)
doi: 10. 1371/journal. pone. 0176730

186) Magaudda A, Gugliotta SC, Tallarico R, et al. Identification of three distinct groups of patients with both epilepsy and psychogenic nonepileptic seizures. Epilepsy Behav 2011 ; 22 : 318-323

187) Maguire MJ, Jasvinder JW, Anthony S, et al. Antidepressants for people with epilepsy and depression. Cochrane Syst Rev 2014 Dec 3 ; CD010682 (epub)
doi: 10. 1002/14651858. CD010682. pub2

188) Mari F, Di Bonaventura C, Vanacore N, et al. Video-EEG study of psychogenic nonepileptic seizures : differential characteristics in patients with and without epilepsy. Epilepsia 2006 ; 47 (Suppl 5) : 64-67

189) Markoula S, de Tisi J, Foong J, et al. De novo psychogenic nonepileptic attacks after adult epilepsy surgery : an underestimated entity. Epilepsia 2013 ; 54 : e159-e162

190) Mayanagi Y, Watanabe E, Nagahori Y, et al. Psychiatric and neuropsychological problems in epilepsy surgery : analysis of 100 cases that underwent surgery. Epilepsia 2001 ; 42 (Suppl 6) : 19-23

191) Mayor R, Howlett S, Grünewald R, et al. Long-term outcome of brief augmented psychodynamic interpersonal therapy for psychogenic nonepileptic seizures : seizure control and health care utilization. Epilepsia 2010 ; 51 : 1169-1176

192) Mazzei D, Accardo J, Ferrari A, et al. Levofloxacin neurotoxicity and non-convulsive status epilepticus (NCSE) : a case report. Clin Neurol Neurosurg 2012 ; 114 : 1371-1373

193) McGrother CW, Bhaumik S, Thorp CF, et al. Epilepsy in adults with intellectual disabilities : prevalence, associations and service implications. Seizure 2006 ; 15 : 376-386

194) Meador KJ, Yang H, Piña-Garza JE, et al. Cognitive effects of adjunctive perampanel for partial-onset seizures : A randomized trial. Epilepsia 2016 ; 57 : 243-251

195) Meltzer HY, Bonaccorso S, Bobo WV, et al. A 12-month randomized, open-label study of the metabolic effects of olanzapine and risperidone in psychotic patients : influence of valproic acid augmentation. J Clin Psychiatry 2011 ; 72 : 1602-1610

196) Mendez MF, Cherrier MM, Perryman KM. Epileptic forced thinking from left frontal lesions. Neurology 1996 ; 47 : 79-83

197) Mendez MF, Doss RC, Taylor JL, et al. Depression in epilepsy. Relationship to seizures and anticonvulsant therapy. J Nerv Ment Dis 1993 ; 181 : 444-447

198) Metternich B, Wagner K, Buschmann F, et al. Validation of a German version of the Neurological Disorders Depression Inventory for Epilepsy (NDDI-E). Epilepsy Behav 2012 ; 25 : 485-488

199) Micoulaud-Franchi JA, Barkate G, Da Fonseca AT, et al. One step closer to a global tool for rapid screening of major depression in epilepsy : validation of the French NDDI-E. Epilepsy Behav 2015 ; 44 : 11-16

200) Miyata H, Kubota F, Shibata N, et al. Non-convulsive status epilepticus induced by antidepressants. Seizure 1997 ; 6 : 405-407

201) Monaco F, Cicolin A. Interactions between anticonvulsant and psychoactive drugs. Epilepsia 1999 ; 40 (Suppl. 10) : S71-S76

202) Montenegro MA, Guerreiro MM, Scotoni AE, et al. De novo psychogenic seizures after epilepsy surgery : case report. Arq Neuropsiquiatr 2000 ; 58 : 535-537

203) Montgomery SA. Antidepressants and seizures : emphasis on newer agents and clinical implications. Int J Clin Pract 2005 ; 59 : 1435-1440

204) Moss K, O'Driscoll K, Eldridge P, et al. Risk factors for early post-operative psychiatric

symptoms in patients undergoing epilepsy surgery for temporal lobe epilepsy. Acta Neurol Scand 2009 ; 120 : 176-181

205) Mouridsen SE, Rich B, Isager T. Epilepsy in individuals with a history of Asperger's syndrome : a Danish nationwide register-based cohort study. J Autism Dev Disord 2013 ; 43 : 1308-1313

206) Mula M, Iudice A, La Neve A, et al. Validation of the Italian version of the Neurological Disorders Depression Inventory for Epilepsy（NDDI-E）. Epilepsy Behav 2012 ; 24 : 329-331

207) Mula M, Iudice A, La Neve A, et al. Validation of the Hamilton Rating Scale for Depression in adults with epilepsy. Epilepsy Behav 2014 ; 41 : 122-125

208) Mula M, Jauch R, Cavanna A, et al. Interictal dysphoric disorder and periictal dysphoric symptoms in patients with epilepsy. Epilepsia 2010 ; 51 : 1139-1145

209) Mula M, Schmitz B, Sander JW. The pharmacological treatment of depression in adults with epilepsy. Expert Opinion on Pharmacotherapy 2008 ; 9 : 3159-3168

210) Mula M, Trimble MR, Sander JW. Are psychiatric adverse events of antiepileptic drugs a unique entity? A study on topiramate and levetiracetam. Epilepsia 2007 ; 48 : 2322-2326

211) Mula M. Anticonvulsants - antidepressants pharmacokinetic drug interactions : the role of the CYP450 system in psychopharmacology. Curr Drug Metab 2008 ; 9 : 730-737

212) Mula M. Sertraline-carbamazepine neurotoxic interaction : Fiction or fact? Epilepsia 2015 ; 56 : 1181-1182

213) Mula M. The interictal dysphoric disorder of epilepsy : Legend or reality? Epilepsy Behav 2016 ; 58 : 7-10

214) Mülhauser P, Allemann Y, Regamey C. Chloroquine and nonconvulsive status epilepticus. Ann Intern Med 1995 ; 123 : 76-77

215) Myers L, Trobliger R, Bortnik K, et al. Psychological trauma, somatization, dissociation, and psychiatric comorbidities in patients with psychogenic nonepileptic seizures compared with those in patients with intractable partial epilepsy. Epilepsy Behav 2019 ; 92 : 108-113

216) Naylor AS, Rogvi-Hansen Bá , Kessing L, et al. Psychiatric morbidity after surgery for epilepsy : short-term follow up of patients undergoing amygdalohippocampectomy. J Neurol Neurosurg Psychiatry 1994 ; 57 : 1375-1381

217) Nelson MH, Birnbaum AK, Remmel RP. Inhibition of phenytoin hydroxylation in human liver microsomes by several selective serotonin re-uptake inhibitors. Epilepsy Res 2001 ; 44 : 71-82

218) 音成秀一郎．はじめての脳波トリアージ．南江堂，東京，2024

219) Ness-Abramof R, Apovian CM. Drug-induced weight gain. Drugs Today（Barc）2005 ; 41 : 547-555

220) Ney GC, Barr WB, Napolitano C, et al. New-onset psychogenic seizures after surgery for epilepsy. Arch Neurol 1998 ; 55 : 726-730

221) NICE. Psychosis and schizophrenia in adults : prevention and management Clinical guideline ［CG178］, 2014

222) Nickl-Jockschat T, Paulzen M, Schneider F, et al. Drug interaction can lead to undetectable serum concentrations of quetiapine in the presence of carbamazepine. Clin Neuropharmacol 2009 ; 32 : 55

223) Niedermeyer E, Khalifeh R. Petit mal status（"spike-wave stupor"）. An electro-clinical appraisal. Epilepsia 1965 ; 6 : 250-262

224) 延時達朗，高橋純哉，庵原俊昭：Theophylline 内服後に非けいれん性てんかん重積を来した1男児例．脳と発達 2008 ; 40 : 328-332

225) O'Donoghue MF, Goodridge DM, Redhead K, et al. Assessing the psychosocial

consequences of epilepsy : a community-based study. Br J Gen Pract 1999 ; 49 : 211-214

226) Offen ML, Davidoff RA, Troost BT, et al. Dacrystic epilepsy. J Neurol Neurosurg Psychiatry 1976 ; 39 : 829-834

227) Okazaki M, Adachi N, Ito M, et al. One-year seizure prognosis in epilepsy patients treated with antidepressants. Epilepsy Behav 2011 ; 22 : 331-335

228) Oliva M, Pattison C, Carino J, et al. The diagnostic value of oral lacerations and incontinence during convulsive "seizures". Epilepsia 2008 ; 49 : 962-967

229) Oliveira GND, Lessa JM, Gonçalves AP, et al. Screening for depression in people with epilepsy : comparative study among Neurological Disorders Depression Inventory for Epilepsy (NDDI-E) , Hospital Anxiety and Depression Scale Depression Subscale (HADS-D) , and Beck Depression Inventory (BDI). Epilepsy Behav 2014 ; 34 : 50-54

230) Otárula KAZ, Tan YL, Dubeau F, et al. Psychogenic nonepileptic seizures in patients with surgically treated temporal lobe epilepsy : Presurgical and de novo postsurgical occurrence. Epilepsy Behav 2017 ; 75 : 252-255

231) Parra J, Iriarte J, Kanner AM, et al. De novo psychogenic nonepileptic seizures after epilepsy surgery. Epilepsia 1998 ; 39 : 474-477

232) Patsalos P, Perucca E. Clinically important drug interactions in epilepsy : interactions between antiepileptic drugs and other drugs. Lancet Neurol 2003 ; 2 : 473-481

233) Paykel ES. Continuation and maintenance therapy in depression. British Medical Bulletin 2001 ; 57 : 145-159

234) Penfield W, Jasper H. Epilepsy and the Functional Anatomy of the Human Brain. Little Brown, Boston, 1954, p468

235) Peng SX, Pei J, Rinaldi B, et al. Dysfunction of AMPA receptor GluA3 is associated with aggressive behavior in human. Mol Psychiatry 2022 ; 27 : 4092-4102

236) Perez DL, LaFrance WC Jr. Nonepileptic seizures : an updated review. CNS Spectr 2016 ; 21 : 239-246

237) Picker L, Van Den Eede F, Dumont G, et al. Antidepressants and the risk of hyponatremia : a class-by-class review of literature. Psychosomatics 2014 ; 55 : 536-547

238) Polkey CE. Effects of anterior temporal lobectomy apart from the relief of seizures : a study of 40 patients. J R Soc Med 1983 ; 76 : 354-358

239) Popa I, Donos C, Barborica A, et al. Intrusive thoughts elicited by direct electrical stimulation during stereo-electroencephalography. Front Neurol 2016 ; 7 : 114 doi: 10. 3389/fneur. 2016. 00114. eCollection 2016

240) Posey DJ, Stigler KA, Erickson CA, et al. Antipsychotics in the treatment of autism. J Clin Invest 2008 ; 118 : 6-14

241) Power C, Duffy R, Mahon J, et al. Bones of Contention : A Comprehensive Literature Review of Non-SSRI Antidepressant Use and Bone Health. J Geriatr Psychiatry Neurol 2020 ; 33 : 340-352

242) Primavera A, Cocito L, Audenino D. Nonconvulsive status epilepticus during cephalosporin therapy. Neuropsychobiology 2004 ; 49 : 218-222

243) Puente AE, Tonkonogy JM. Localization of Clinical Syndromes in Neuropsychology and Neuroscience. Springer, 2009, pp158-162

244) Pung T, Schmitz B. Circadian rhythm and personality profile in juvenile myoclonic epilepsy. Epilepsia 2006 ; 47 Suppl 2 : 111-114

245) Rajendran S, Iyer A. Epilepsy : addressing the transition from pediatric to adult care. Adolesc Health Med Ther 2016 ; 7 : 77-87

246) Rashid H, Katyal J, Tripathi M, et al. Validation of the Indian version of Neurological Disorders Depression Inventory for Epilepsy (NDDI-E). Epilepsy Behav 2019 ; 95 : 75-78

247) Rathore JS, Jehi LE, Fan Y, et al. Validation of the Patient Health Questionnaire-9（PHQ-9）for depression screening in adults with epilepsy. Epilepsy Behav 2014；37：215-220

248) Ravi M, Ickowicz A. Epilepsy, Attention-Deficit/Hyperactivity Disorder and Methylphenidate：Critical Examination of Guiding Evidence. J Can Acad Child Adolesc Psychiatry 2016；25：50-58

249) Rawat VS, Dhiman V, Sinha S, et al. Co-morbidities and outcome of childhood psychogenic non-epileptic seizures--an observational study. Seizure 2015；25：95-98

250) Reimherr FW, Amsterdam JD, Quitkin FM, et al. Optimal length of continuation therapy in depression：a prospective assessment during long-term fluoxetine treatment. Am J Psychiatry 1998；155：1247-1253

251) Reuber M, Baker GA, Gill R, et al. Failure to recognize psychogenic nonepileptic seizures may cause death. Neurology 2004；62：834-835

252) Reuber M, Mitchell AJ, Howlett S, et al. Measuring outcome in psychogenic nonepileptic seizures：how relevant is seizure remission? Epilepsia 2005；46：1788-1795

253) Reuber M, Qurishi A, Bauer J, et al. Are there physical risk factors for psychogenic non-epileptic seizures in patients with epilepsy? Seizure 2003；12：561-567

254) Reutens DC, Savard G, Andermann F, et al. Results of surgical treatment in temporal lobe epilepsy with chronic psychosis. Brain 1997；120（Pt 11）：1929-1936

255) Riecher-Rössler A, Aston J, Ventura J, et al. ［The Basel Screening Instrument for Psychosis （BSIP）：development, structure, reliability and validity］. Fortschr Neurol Psychiatr 2008；76：207-216

256) Ristić AJ, Pjevalica J, Trajković G, et al. Validation of the Neurological Disorders Depression Inventory for Epilepsy （NDDI-E）. Serbian version. Epilepsy Behav 2016；57：1-4

257) Robertson MM, Trimble MR. The treatment of depression in patients with epilepsy. A double-blind trial. J Affect Disord 1985；9：127-136

258) Robertson MM. Suicide, parasuicide, and epilepsy. In：Epilepsy；A Comprehensive Textbook, 2nd edition. Engel J. Jr, Pedley TA （eds）. Lippincott Williams & Wilkins, 1977, pp2071-2081

259) Rodin E, Schmaltz S. The Bear-Fedio personality inventory and temporal lobe epilepsy. Neurology 1984；34：591-596

260) Rodríguez-Testal JF, Bendala-Rodríguez P, Perona-Garcelán S, et al. Examining the structure of ideas of reference in clinical and community samples. Compr Psychiatry 2019；93：48-55

261) Rosemergy I, Frith R, Herath S, et al. Use of postictal respiratory pattern to discriminate between convulsive psychogenic nonepileptic seizures and generalized tonic-clonic seizures. Epilepsy Behav 2013；27：81-84

262) Rusch FR, Minch KE. Identification of co-worker involvement in supported employment：a review and analysis. Res Dev Disabil 1988；9：247-254

263) Saïas T, Gallarda T. ［Paradoxical aggressive reactions to benzodiazepine use：a review］. Encephale 2008；34：330-336

264) Salzberg CL, Lignugaris/Kraft B, McCuller GL. Reasons for job loss：a review of employment termination studies of mentally retarded workers. Res Dev Disabil 1988；9：153-170

265) Schoon Y, Olde Rikkert MGM, Rongen S, et al. Head turning-induced hypotension in elderly people. PLoS One 2013；8：e72837

266) Shaw P, Mellers J, Henderson M, et al. Schizophrenia-like psychosis arising de novo following a temporal lobectomy：timing and risk factors. J Neurol Neurosurg Psychiatry 2004；75：1003-1008

267) Sheehan JJ, Sliwa JK, Amatniek JC, et al. Atypical antipsychotic metabolism and excretion. Curr Drug Metab 2010 ; 11 : 516-525

268) Siegel AM, Cascino GD, Fessler AJ, et al. Psychiatric co-morbidity in 75 patients undergoing epilepsy surgery : lack of correlation with pathological findings. Epilepsy Res 2008 ; 80 : 158-162

269) Siegel J, Tatum WO. Hand postures in primary and secondary generalized tonic-clonic seizures. Neurology 2016 ; 87 : 1802-1805

270) Silagadze K, Kasradze S, Silagadze T, et al. Validation of a Georgian version of the Neurological Disorders Depression Inventory for Epilepsy (NDDI-E). Epilepsy Behav 2019 ; 101 : 106587

271) Simmel ML, Counts S. Clinical and psychological results of anterior temporal lobectomy in patients with psychomotor epilepsy. In : Baldwin M, Bailey P (eds). Temporal Lobe Epilepsy. Thomas, 1958, pp530-550

272) Sitsen J, Maris F, Timmer C. Drug-drug interaction studies with mirtazapine and carbamazepine in healthy male subjects. Eur J Drug Metab Pharmacokinet 2001 ; 26 : 109-121

273) Slater E, Beard AW, Glithero E. The schizophrenialike psychoses of epilepsy. Br J Psychiatry 1963 ; 109 : 95-150

274) Smith KR, Matson JL. Psychopathology : differences among adults with intellectually disabled, comorbid autism spectrum disorders and epilepsy. Res Dev Disabil 2010 ; 31 : 743-749

275) Snoeijen-Schouwenaars FM, van Ool JS, Tan IY, et al. Evaluation of perampanel in patients with intellectual disability and epilepsy. Epilepsy Behav 2017 ; 66 : 64-67

276) Solomon GE, Labar D. Hypothesis that tiagabine-induced NCSE is associated with GABAergic hyperfunction, with GABA (B) receptors playing a critical role, is supported by a case of generalized NCSE induced by baclofen. Epilepsia 1998 ; 39 : 1383

277) Spaans E, van den Heuvel MW, Schnabel PG, et al. Concomitant use of mirtazapine and phenytoin : a drug-drug interaction study in healthy male subjects. Eur J Clin Pharmacol 2002 ; 58 : 423-429

278) Specchio LM, Iudice A, Specchio N, et al. Citalopram as treatment of depression in patients with epilepsy. Clin Neuropharmacol 2004 ; 27 : 133-136

279) Srzich A, Turbott J. Nonconvulsive generalised status epilepticus following electroconvulsive therapy. Aust N Z J Psychiatry 2000 ; 34 : 334-336

280) Stahl SM. Stahl's Essential Psychopharmacology : Neuroscientific Basis and Practical Applications, 4th Revised edition. Cambridge University Press, Cambridge, 2013

281) Stevens JR. Psychiatric consequences of temporal lobectomy for intractable seizures : A 20-30-year follow-up of 14 cases. Psychol Med 1990 ; 20 : 529-545

282) Sutton R. Carotid sinus syndrome : Progress in understanding and management. Glob Cardiol Sci Pract 2014 ; 2014 : 1-8

283) Tadokoro Y, Oshima T, Fukuchi T, et al. Screening for major depressive episodes in Japanese patients with epilepsy : validation and translation of the Japanese version of Neurological Disorders Depression Inventory for Epilepsy (NDDI-E). Epilepsy Behav 2012 ; 25 : 18-22

284) Tadokoro Y, Oshima T, Kanemoto K. Interictal psychoses in comparison with schizophrenia—a prospective study. Epilepsia 2007 ; 48 : 2345-2351

285) Takeda Y, Kurita T, Sakurai K, et al. Persistent déjà vu associated with hyperperfusion in the entorhinal cortex. Epilepsy Behav 2011 ; 21 : 196-199

286) Taniguchi G, Miyajima M, Watanabe M, et al. Nonconvulsive status epilepticus in the elderly associated with newer antidepressants used at therapeutic doses : A report of three

cases. Epilepsy Behav Case Rep 2015；3：8-11

287) Tarsitani L, Bertolote JM. Major depressive comorbidity in epilepsy as a reactive process to a chronic condition. Epilepsy Behav 2006；8：343-344

288) Taupin D, Racela R, Friedman D. Ifosfamide chemotherapy and nonconvulsive status epilepticus：case report and review of the literature. Clin EEG Neurosci 2014；45：222-225

289) Taylor DC. Mental state and temporal lobe epilepsy. A correlative account of 100 patients treated surgically. Epilepsia 1972；13：727-765

290) Tenenbein M. Seizures after lindane therapy. J Am Geriatr Soc 1991；39：394-395

291) Thacker K, Devinsky O, Perrine K, et al. Nonepileptic seizures during apparent sleep. Ann Neurol 1993；33：414-418

292) Thomas P, Valton L, Genton P. Absence and myoclonic status epilepticus precipitated by antiepileptic drugs in idiopathic generalized epilepsy. Brain 2006；129：1281-1292

293) Thomas P, Zifkin B, Migneco O, et al. Nonconvulsive status epilepticus of frontal origin. Neurology 1999；52：1174-1183

294) Thomé-Souza MS, Kuczynski E, Valente KD. Sertraline and fluoxetine：safe and effective treatments for children and adolescents with epilepsy and depression. Epilepsy Behav 2007；10：417-425

295) Thomson AE, Calle A, Fontela ME, et al. Screening of major depression in epilepsy：the neurologic depression disorders inventory in epilepsy-Spanish version（Argentina）. Epilepsia 2014；55：331-334

296) Tong X, An D, Lan L, et al. Validation of the Chinese version of the Neurological Disorders Depression Inventory for Epilepsy（C-NDDI-E）in West China. Epilepsy Behav 2015；47：6-10

297) Trimble M. The intentional brain — a short history of neuropsychiatry. CNS Spectrums 2016；21：223-229

298) Trimble M. The Psychosis of Epilepsy. Raven, 1991

299) Trimble M. Why Humans Like to Cry：Tragedy, Evolution, and the Brain. Oxford University Press, 2012

300) Trimble M. R. Mula M. Antiepileptic drug interactions in patients requiring psychiatric drug treatment. In：Majkowski J. Bourgeois B. Patsalos P. et al. Antiepileptic drugs. Combination therapy and interactions. Cambridge University Press, 2005, pp350-368

301) Trinka E, Dilitz E, Unterberger I, et al. Non convulsive status epilepticus after replacement of valproate with lamotrigine. J Neurol 2002；249：1417-1422

302) Trinka E, Leitinger M. Which EEG patterns in coma are nonconvulsive status epilepticus? Epilepsy Behav 2015；49：203-222

303) Turky A, Felce D, Jones G, et al. A prospective case control study of psychiatric disorders in adults with epilepsy and intellectual disability. Epilepsia 2011；52：1223-1230

304) Tyrer P, Oliver-Africano PC, Ahmed Z et al. Risperidone, haloperidol, and placebo in the treatment of aggressive challenging behavior in patients with intellectual disability：a randomized controlled trial. Lancet 2008；371：57-63

305) Uguz F, Sahingoz M, Gungor B, et al. Weight gain and associated factors in patients using newer antidepressant drugs. Gen Hosp Psychiatry 2015；37：46-48

306) Uribe-San-Martin R, Ciampi E, Lawson-Peralta B, et al. Gelastic epilepsy：Beyond hypothalamic hamartomas. Epilepsy Behav Case Rep 2015；4：70-73

307) van Tuijl DC, Groenwold RHH, Vlaskamp C, et al. Behavioral disinhibition and antiepileptic treatment in childhood epilepsy：A retrospective cohort study. Epilepsia Open 2017；2：59-66

308) Vannaprasaht S, Tawalee A, Mayurasakorn N, et al. Ceftazidime overdose-related nonconvulsive status epilepticus after intraperitoneal instillation. Clin Toxicol (Phila) 2006 ; 44 : 383-386

309) Veran O, Kahane P, Thomas P, et al. De novo epileptic confusion in the elderly : a 1-year prospective study. Epilepsia 2010 ; 51 : 1030-1035

310) Villanueva V, Garcés M, López-González FJ, et al. Safety, efficacy and outcome-related factors of perampanel over 12 months in a real-world setting : The FYDATA study. Epilepsy Res 2016 ; 126 : 201-210

311) Vinton A, Carino J, Vogrin S, et al. "Convulsive" nonepileptic seizures have a characteristic pattern of rhythmic artifact distinguishing them from convulsive epileptic seizures. Epilepsia 2004 ; 45 : 1344-1350

312) Vinton A, Kornberg AJ, Cowley M, et al. Tiagabine-induced generalised non convulsive status epilepticus in patients with lesional focal epilepsy. J Clin Neurosci 2005 ; 12 : 128-133

313) Vonck K, Raedt R, Boon P. Vagus nerve stimulation and the postictal state. Epilepsy Behav 2010 ; 19 : 182-185

314) Walker AE, Blumer D. Behavioral effects of temporal lobectomy for temporal lobe epilepsy. In : Blumer D eds. Psychiatric aspects of epilepsy. Washington DC, American Psychiatric Press 1984, pp295-323

315) Wang SM, Han C, Bahk WM, et al. Addressing the side effects of contemporary antidepressant drugs : a comprehensive review. Chonnam Med J 2018 ; 54 : 101-112

316) Wengs WJ, Talwar D, Bernard J. Ifosfamide-induced nonconvulsive status epilepticus. Arch Neurol 1993 ; 50 : 1104-1105

317) Wieser HG, Hailemariam S, Regard M, et al. Unilateral limbic epileptic status activity : stereo EEG, behavioral, and cognitive data. Epilepsia 1985 ; 26 : 19-29

318) Williams AM, Park SH. Seizure associated with clozapine : incidence, etiology, and management. CNS Drugs 2015 ; 29 : 101-111

319) Wrench JM, Rayner G, Wilson SJ. Profiling the evolution of depression after epilepsy surgery. Epilepsia 2011 ; 52 : 900-908

320) Wrench J, Wilson SJ, Bladin PF. Mood disturbance before and after seizure surgery : a comparison of temporal and extratemporal resections. Epilepsia 2004 ; 45 : 534-543

321) Wu CJ. Acute confusional state in type 2 diabetic patient : non-convulsive status epilepticus. Geriatr Gerontol Int 2009 ; 9 : 89-91

322) 吉村元, 松本理器, 池田昭夫, 他. 高齢者の意識障害の脳波. 臨床神経生理学 47 : 47-52, 2019

323) Yoshino A, Watanabe M, Shimizu K, et al. Nonconvulsive status epilepticus during antidepressant treatment. Neuropsychobiology 1997 ; 35 : 91-94

324) Zeman A, Douglas N, Aylward R. Lesson of the week : Narcolepsy mistaken for epilepsy. BMJ 2001 ; 322 : 216-218

325) Zhang YX, Shen CH, Lai QL, et al. Effects of antiepileptic drug on thyroid hormones in patients with epilepsy : A meta-analysis. Seizure 2016 ; 35 : 72-79

326) Zhu SQ, Luo LJ, Gui YX. Short-term efficacy of venlafaxine treating the depression in epilepsy patients. Chinese J Rehav 2004 ; 19 : 100-101

327) Zhu Y, Vaughn BV. Non-convulsive status epilepticus induced by tiagabine in a patient with pseudoseizure. Seizure 2002 ; 11 : 57-59

328) Zis P, Yfanti P, Siatouni A, et al. Validation of the Greek version of the Neurological Disorders Depression Inventory for Epilepsy (NDDI-E). Epilepsy Behav 2013 ; 29 : 513-515

索引

ゴシック体は主要説明項目の頁を示す.
頁数の後ろの「図」「表」は,該当頁の図,表を指す.△は該当頁の脚注を指す.

和文

あ

亜急性発作後攻撃性　41
アパシー　73
アモキサピン　166 △110
ありありと近くに誰かがいるという感覚
　　　　　　　　　　　　　　　31 △15
アルコール依存症におけるてんかん発作を
　伴う亜急性脳症　55

い

意識障害　138, 140
異常行動チェックリスト　105, 106 △79
一過性全健忘　142 △103
一過性てんかん性健忘　142 △104
一級症状　75 △60
遺伝的要因が優勢な可能性がある術後精神
　病　124
イライラ感　59
　　—— の正しい捉え方　4

う

ウィング,ローナ　105
ウェクスラー成人知能検査　104
うつ状態に気づく　6
うつ病スクリーニングツール,成人てんか
　ん患者における　6 表
うつ病のスクリーニング　6

え

エイ,アンリ　34
エトスクシミド　59 △39

お

大田原症候群　103
お腹いた　66
オランザピン　78 △62
　　——,のけいれん誘発性　159

か

海馬硬化症　40 △25
海綿状血管腫　70 △53
解離状態　34 △19
解離性同一症　34, 143
「過呼吸発作」　57
「過呼吸発作」中の発作時脳波　58 図
過剰書字　18, **68** △51
過剰診療,予期によるスティグマと関連す
　る　97
ガストー,アンリ　132
カタプレキシー　138 △98
カナー,レオ　105
ガバペンチン　75 △59
カプグラ症候群　32 △16
カルバマゼピン　64 △45
環境調整　145
関係念慮　10, **73** △54
間欠性症状を伴うディスチミア様障害
　　　　　　　　　　　　　　　　44, 67
眼瞼けいれん　51 △36
眼瞼ミオクロニー　51
かんしゃく　59
環状 20 番染色体症候群　133 △95

き

記憶変容発作　34
偽神経学的症状　136
基礎疾患が精神的問題を引き起こしている
　場合　79
既知感　34 △18
急性一過性発作間欠期精神病　74
急性症候性発作　48 △32
強直間代発作　29 △11
共同意思決定　69 △52
　　——,術前の　126
恐怖発作　28 △9
　　—— の発作時頭蓋内脳波記録　32 図
棘徐波昏迷　45 △27

棘徐波昏迷, 薬剤誘発性以外による　55
　──, 薬物離脱による　51
　──, 薬剤誘発性の　48
　── の二次的な反応　57
　── を引き起こした薬剤の報告
　　　　　　　　　　　　54 表
棘徐波昏迷時の脳波　50 図
虚言癖　139
筋電図検査　131 ◭93

く

空想虚言症　139 ◭100
クエチアピン　161
薬の切り替えによる発作後精神病　77
クライネ・レビン症候群　141 ◭102
クレアチニンホスホキナーゼ　80 ◭64
クロナゼパム　109 ◭83
クロミプラミン　166 ◭109
クロルプロマジン　107 ◭82
群発性恐怖発作　28

け

経験現象　34
けいれん
　── も転倒発作も伴わない意識障害
　　　　　　　　　　　　　140
　── を伴わない転倒発作　136
けいれん性 PNES　129
　── とてんかん性けいれんのリズム
　　　　　　　　　　　　130 図
ゲシュヴィント, ノーマン　18
ゲシュヴィント・ガストー症候群
　　　　　　　　　18 ◭7, 68
欠神を伴う眼瞼ミオクロニー　51
言語自動症　39 ◭24, 67
幻聴　75
原発性読書てんかん　135 ◭96
健忘を伴う退行状態　142

こ

抗 ADHD 薬　169
抗 GAD 脳炎　84
　── の MRI FLAIR 画像　86 図

抗 LGI1 脳炎　82, 83 ◭67
　── 疑いの MRI FLAIR 画像　83 図
抗 NMDA 受容体脳炎　79, 82 ◭65
抗うつ薬　167
　── と抗てんかん薬の併用によって増
　強される副作用　167
　── と抗てんかん薬の薬物相互作用
　　　　　　　　　167, 168 図
膠芽腫の MRI　88 図
後弓反張　80 ◭63
後弓反張発作時脳波記録　81 図
攻撃性　59
　── の正しい捉え方　4
甲状腺機能低下症　169
抗精神病薬　156
　──, ASD を合併した知的障害に対する
　　　　　　　　　　　　106
　──, 精神病症状のある患者に対する
　　　　　　　　　　　　108
　──, 知的障害に対する　105
　── と抗てんかん薬の併用により増強
　される副作用　161
　── と抗てんかん薬の薬物相互作用
　　　　　　　　　　　　161
　── による発作発生率　160 図
　── のけいれん促進作用, てんかんに
　対する　159
　── の治療期間, てんかんに対する
　　　　　　　　　　　　158
　── の有効性, てんかんに対する
　　　　　　　　　　　　157
考想化声　75
酵素誘導抗てんかん薬　161
交代性精神病　11 ◭4, 72
抗てんかん薬
　── と抗うつ薬の併用によって増強さ
　れる副作用　167
　── と抗うつ薬の薬物相互作用
　　　　　　　　　167, 168 図
　── と抗精神病薬の併用により増強さ
　れる副作用　161
　── と抗精神病薬の薬物相互作用
　　　　　　　　　　　　161

抗てんかん薬によって誘発される精神病　72
　── の向精神作用　23 表
　── の向精神作用による精神的問題
　　　　　59
行動変化に気づく　2
向反発作　42 ◆26
口部自動症　39
抗リン脂質抗体症候群　89 ◆71
コメントする幻聴　75

さ
再帰性発話　39
サイコ（映画）　143
ザルツブルクの基準　47
三環系抗うつ薬　163
三相波　47 ◆31

し
ジアゼパム　51 ◆37
　──（10 mg）注入後の脳波上の棘徐
　波の消失　50 図
ジーボンス症候群　51
思考伝播　75
思考の集簇　35
自己免疫性脳炎　79-86
自殺念慮に気づいたとき　9
視床下部過誤腫　37
姿勢発作　36 ◆20
持続性抑うつ障害　68
実体的意識性　31
失立失歩　136 ◆97
児童から成人へのケアの移行　99
自閉スペクトラム症　105 ◆77
ジャクソン，ジョン・ヒューリングス　39
ジャクソンマーチ　**130**, 133
若年ミオクロニーてんかん　19 ◆8, 130
社交恐怖症　94 ◆73
ジャネ，ピエール　138
周期性片側てんかん型放電　46 ◆30, 56 図
宗教性亢進　18
重症筋無力症クリーゼ　138 ◆99
手術前に精神病エピソードがある場合
　　　　　122

術後精神病，遺伝的要因が優勢な可能性が
　ある　124
シュナイダー，クルト　75
焦点意識減損発作→ FIAS をみよ
上腹部不快感　66 ◆47
女性化乳房　73
ジョルジェッタ　34
心因性非てんかん発作　2 ◆1
　→ PNES をみよ
新規に発症する PNES，てんかんの外科治
　療後　127
親近感の錯覚　34

す
錐体外路徴候　73, 156 ◆106
睡眠時良性てんかん型一過波　117
鈴木・ビネーテスト　104
スタンフォード・ビネーテスト　104
スティグマ　92
ステレオタイプな臨床シナリオ　2

せ
精神安定剤　105
精神運動発作異型　120
精神科的問題に出会ったときに念頭に置く
　べき4つの原因　22 図
精神性前兆と発作後精神病の混在状態　42
精神的問題が心理社会的変化に起因する場
　合　92
精神病
　──，抗てんかん薬によって誘発される
　　　　　72
　── の初期徴候を見つけるための質問
　　　　　10
精神病エピソードを有するてんかん患者の
　予後　125
精神病症状のある患者に対する抗精神病薬
　投与　108
性的虐待　147
セロトニン・ノルアドレナリン取り込み阻
　害薬　163
遷延性熱性けいれん　103
全身または身体の一部の硬直，PNES　135

選択的セロトニン再取り込み阻害薬
　　　　　　　　　　　68 △49, 163
全般強直発作　113 △84
全般性周期性放電　46 △29
全般性速波律動　115 △88
全般性多棘徐波　60 △40
全般不安症　29 △10

そ
側頭葉前部切除術　33 △17
側頭葉てんかん　12 △5

た
大うつ病様うつ状態　65
退行　143 △105
代名詞の逆転　106
ダウン症候群に伴う晩期発症ミオクロニー
　てんかん　116
多幸感　88 △70
脱抑制
　　　——, ペランパネルによる　115
　　　——, ベンゾジアゼピン系薬剤に関連し
　た　110
単光子放射断層撮影　49
炭酸リチウム　120 △92
　　　——, の処方　169

ち
遅棘徐波　114 △87
知的障害　104 △76
　　　—— に対する抗精神病薬　105
　　　—— のある PNES　148
　　　—— もてんかんも伴わない PNES
　　　　　　　　　　　　　　　　146
知的前兆　34
チトクローム p450　161, 167
注意欠陥多動症　4 △2, 63 △43
注察念慮　10
蝶形骨電極　120 △91
長時間の無反応状態
　　　——,（開眼）　141
　　　——,（閉眼）　140

て
定型的なシナリオ　2
ディスチミア　68 △48
ディスチミア様障害, 間欠性症状を伴う
　　　　　　　　　　　　　　　44, 67
　　　——, パーソナリティ障害の様相を呈す
　る　70
デジャヴュ　34
デュロキセチン　163
デルブリュック, アントン　139
テレンバッハ, フーベルトゥス　19
てんかん活動による精神的問題　28
てんかん患者のうつ病に対する抗うつ薬
　　　——, けいれん促進作用　165
　　　——, 治療期間　165
　　　——, 有効性　163, 164 表
てんかん患者の精神医学的問題に遭遇した
　場合の治療介入のフローチャート
　　　　　　　　　　　　　　　vi 図
てんかん外科手術後の新規うつ病の発症率
　　　　　　　　　　　　　　　121 図
てんかん性恐怖発作とパニック発作の比較
　　　　　　　　　　　　　　　31 表
てんかん性けいれんとけいれん性 PNES の
　リズム　130 図
てんかん性スパスム　103
てんかん性脳症　103 △75
てんかん性不機嫌症　44
てんかんに対する抗精神病薬
　　　——, けいれん促進作用　159
　　　——, 治療期間　158
　　　——, 有効性　157
てんかんによる強直間代発作の定型的な順
　番　129
てんかんの外科治療後
　　　—— に新規に発症するうつ病　120
　　　—— に新規に発症する PNES　127
　　　—— の精神医学的問題　119
てんかん発症から精神病発症までのてんか
　ん発作総数（焦点性てんかん）　124 図
てんかん発作と PNES との鑑別に有用な所
　見　16
てんかんを伴う PNES　151

てんかんを伴わない PNES　146
転倒後
　　──，失立失歩　136
　　──，長引く意識障害　138
　　──，ピクつき，PNES　134
転倒せずに頭を左右に振る，PNES　134
転倒発作　136
　　── を伴わない意識障害　140

と
読書てんかん　135
ドパミン遮断薬　73 ◢57
トピラマート　37 ◢21
トラウマ体験　147
ドラベ症候群　103 ◢74

な行
内的体験の聴取　109
泣き発作　37
乳児期重症ミオクロニーてんかん　103
ネグレクト　147
眠気時律動性中側頭部 θ　120
脳神経内科医の役割，PNES に対する
　　　　　　　　　　　　　　144, 147

は
パーソナリティ障害の様相を呈するディス
　チミア様障害　70
パーソナリティの変化の正しい捉え方
　　　　　　　　　　　　　　　　18
背景脳波と脳の機能障害の程度　48 図
パターナリズム　99
発話と理解の逆転　106
パニック発作とてんかん性恐怖発作の比較
　　　　　　　　　　　　　　31 表
早送り現象　36
パリペリドン　161
バルプロ酸　29 ◢12
ハロペリドール　73 ◢55
反響言語　106 ◢80
反射性てんかん　135

ひ
被影響体験　75
ビガバトリン　73 ◢56
非けいれん性てんかん重積　45 ◢28
ヒスタミン H_1 受容体阻害　107
非定型欠神発作　113 ◢85
ビデオ脳波モニタリング　14

ふ
ファントム棘徐波　117
フェニトイン　61 ◢42
フェンシング肢位　36
不当な扱いによるスティグマ　92 ◢72
フルニトラゼパム　107 ◢81
プロラクチン値の上昇　157 ◢108
分人　143

へ
併存症　88
ベック抑うつ質問票 II　68 ◢50
ペランパネル　64 ◢46
　　── による攻撃性　64
　　── による脱抑制　115
　　── の攻撃性促進作用　65
片側けいれん・片麻痺・てんかん症候群
　　　　　　　　　　　　　　　　39
ベンゾジアゼピン系薬剤　105 ◢78
　　── に関連した脱抑制　110
　　── による QOL の低下　113
扁桃体肥大　30 ◢14

ほ
ボウルビィ，ジョン　143
発作間欠期精神病　74 ◢58
　　── と発作後精神病の比較　123 表
発作後精神病　38
　　──，意識清明期を伴う　38
　　──，薬の切り替えによる　77
　　── と関連障害　43 表
　　── と発作間欠期精神病の比較
　　　　　　　　　　　　　　123 表
　　── の 4 つの段階　40
　　── の初期症状　13

発作後抑うつ　44
発作性健忘症　141
発作性失読　135

ま

マイナートランキライザー　105
マプロチリン　49 ◢33
万年青年　19

み

ミオクロニー欠神発作重積状態　132
ミオクロニー発作　130
ミオクロニー発作重積　132 ◢94
ミトンパターン　117 ◢89
ミルタザピン　163

む

無為　50
夢幻様状態　34
ムスカリン受容体遮断　107
無動無言症　49 ◢35

め・も

迷走神経刺激　44
メジャートランキライザー　105
メチルフェニデート　63 ◢44
　　　　──，処方　169
妄想知覚　75

や

薬剤性パーキンソニズム　156
薬剤誘発性以外による棘徐波昏迷　55
薬剤誘発性の棘徐波昏迷　48
薬物離脱による棘徐波昏迷　51
ヤスパース，カール　31
ヤンツ，ディーター　19

よ

予期によるスティグマ　92 ◢72, 93
　　　　──と関連する過剰診療　97
抑うつ状態　65

ら

ラコサミド　30 ◢13
ラピッド・リズム　115
ラモトリギン　60 ◢41
ランドルト効果　11, 108

り

離人体験　34
リスペリドン　75 ◢61
立位で腕をブルブル揺する，PNES　131
律動性 θ 波活動　119 ◢90
両側 PLED　46

れ

レノックス・ガストー症候群
　　　　　　　　103, **114** ◢86
レビー小体型認知症　140 ◢101
レベチラセタム　4 ◢3
　　　　──の攻撃性促進作用　65
レベチラセタム誘発性易刺激性
　　　　──病感がある場合　59
　　　　──病感がない場合　61
レベチラセタム誘発性かんしゃく　62
連続した棘徐波複合とその消失　53 図

ろ

蝋屈症　52 ◢38
笑い発作　37 ◢22

数字・欧文

6 Hz 棘徐波複合　117

A

ABC（Aberrant Behavior Checklist）
　　　　　　　　105, 106 ◢79
ADHD（attention deficit hyperactivity
　　disorder）　4 ◢2, 63 ◢43
ASD（autism spectrum disorder）
　　　　　　　　104, 105 ◢77
　　　　──を合併した知的障害に対する抗精
　　神病薬　106

B

Bates, Norman　143
BDI-Ⅱ（Beck Depression Inventory）
　　68 ▶50
BETS　117
BIPLED　46
Bowlby, John　143
Brouillet, André　80
bupropion　166 ▶111

C

Charcot, Jean-Martin　80
co-morbidity　88
CYP 酵素　161

D

dacrystic seizure　37
déjà vu　34 ▶18
Delbrück, Anton　139
dementia with Lewy body　140 ▶101
dissociative identity disorder　143
dreamy state　34
dysmnesic seizure　34
dysthymia　68 ▶48
dysthymia-like disorder with intermittent
　　symptoms　44, 67

E

EIAED（enzyme inducing antiepileptic drug）
　　161
ein erwachsenes Kind　19
enacted stigma　92
epileptische Verstimmung　44
experiential phenomenon　34
Ey, Henri　34
eyelid myoclonia with absence　51

F

faciobrachial dystonic seizure　84 ▶68, 135
feeling of somebody being near-by　31 ▶15
felt stigma　92
FIAS（focal onset impaired awareness seizure）
　　12 ▶6, 120

FOLD 型　117

G

GABA$_A$ 受容体　105
GAD 抗体　85 ▶69
Gastaut, Henri　132
generalized fast activity　115 ▶88
Geschwind, Norman　18
　　→ゲシュヴィントもみよ
GPD（generalized periodic discharge）
　　46 ▶29

H

HADS-D　7
HHE（hemiconvulsion-hemiplegia-epilepsy）
　　症候群　39 ▶23

I

illusion of familiarity　34
intellectual aura　34
intellectual disability　104 ▶76

J

Jackson, John Hughlings　39
Janet, Pierre　138
Janz, Dieter　19
Jaspers, Karl　31

K

Kanner, Leo　105
Kleine-Levin 症候群　141 ▶102

L

leibhaftige Bewusstheit　31
LGI1 抗体　82
LOMEDS（late-onset myoclonic epilepsy in
　　Down syndrome）　116

M

MMSE（mini-mental state examination）
　　82 ▶66
myoclonic absence status epilepticus　132
myoclonic status epilepticus　132

N

NCSE（nonconvulsive status epilepticus）
45 ▶28
── と関連の深い脳波所見　47
── の定義　47
NDDI-E　7 表
── が利用可能な言語　8 表
── のカットオフ値　8 表

P

pathological liar　139
persistent depressive state　68
PHQ-9　7
PLED（periodic lateralized epileptiform discharge）　46 ▶30, 56 図
PNES　2 ▶1
──，けいれん性　129
──，全身または身体の一部の硬直
135
──，知的障害のある　148
──，知的障害もてんかんも伴わない
146
──，てんかんを伴う　151
──，転倒後のピクつき　134
──，転倒せずに頭を左右に振る　134
──，立位で腕をブルブル揺する　131
── に対する治療的介入の手順
14 図
── に対する脳神経内科医の役割
144, 147
── の誤認は死を招く　16
── の診断　15 表, 129
── の治療　144
── の発作　130
── を疑った場合　14
── を肯定する臨床所見　16 表
── を否定する臨床所見　16 表
pseudologia phantastica　139 ▶100
psychogenic nonepileptic seizure
→ PNES をみよ

psychomotor variant　120

Q・R

QT 延長症候群　156 ▶107
rapid rhythm　115
recurrent utterance　39
rhythmic mid-temporal theta of drowsiness
120

S

Schneider, Kurt　75
SCN1A 遺伝子のナンセンス変異　103
SDM（shared decision making）　69 ▶52
SESA（subacute encephalopathy with seizures in alcoholic patients）　55
severe myoclonic epilepsy of infancy　103
SNRI（serotonin and noradrenaline reuptake inhibitor）　163
SPECT（single-photon emission computed tomography）　49 ▶34
spike-wave stupor　45
SSRI（selective serotonin reuptake inhibitor）
68 ▶49, 163

T

TCA（tricyclic antidepressants）　163
TEA（transient epileptic amnesia）
142 ▶104
Tellenbach, Hubertus　19
TGA（transient global amnesia）　142 ▶103

V・W・Z

versive seizure　43 ▶26
WAIS　104
Wing, Lorna　105
Wittmann, Marie Blanche　80
Zeitraffer　36